U0267809

老年人技术护理

主　编　杨　涛　马　荣　钟珊珊

副主编　程　玉

参　编　汤　萍　孙　萍　王　毅

　　　　龚　玲　陈　晨　周丽沙

　　　　戴欣玲

北京理工大学出版社

BEIJING INSTITUTE OF TECHNOLOGY PRESS

图书在版编目（CIP）数据

老年人技术护理／杨涛，马荣，钟珊珊主编. —— 北京：北京理工大学出版社，2021.11

ISBN 978 - 7 - 5763 - 0747 - 4

Ⅰ. ①老… Ⅱ. ①杨… ②马… ③钟… Ⅲ. ①老年人 - 护理 - 中等专业学校 - 教材 Ⅳ. ①R473

中国版本图书馆 CIP 数据核字（2021）第 247944 号

出版发行／北京理工大学出版社有限责任公司

社　　址／北京市海淀区中关村南大街 5 号

邮　　编／100081

电　　话／（010）68914775（总编室）

　　　　　（010）82562903（教材售后服务热线）

　　　　　（010）68944723（其他图书服务热线）

网　　址／http：//www.bitpress.com.cn

经　　销／全国各地新华书店

印　　刷／定州市新华印刷有限公司

开　　本／787 毫米 ×1092 毫米　1/16

印　　张／13

字　　数／308 千字

版　　次／2021 年 11 月第 1 版　2021 年 11 月第 1 次印刷

定　　价／37.00 元

责任编辑／多海鹏

文案编辑／杜　枝

责任校对／刘亚男

责任印制／边心超

图书出现印装质量问题，请拨打售后服务热线，本社负责调换

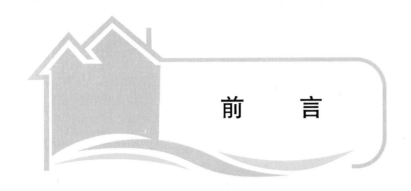

前　言

　　随着人口老龄化形势的日趋严重，我国已经成为世界上老年人口最多的国家，养老问题成为影响社会经济发展的重要因素，巨大的养老服务需求与专业化服务提供不足的矛盾日益突出。本教材的主要内容包括养老护理员消毒隔离知识、老年人安全用药的护理、老年人身体状况的观察、老年人冷热疗法的应用、老年人常见疾病的护理、老年人的紧急救护、老年人的临终护理、护理记录。本课程的任务是在现代医学模式和系统化养老护理工作模式的指导下，以培养学生成为高素质技能型人才为核心，使学生能够掌握老年人的护理干预措施，维护和促进老年人的身心健康，进一步提高老年人的生活和生命质量。

　　本教材以基于工作过程的课程开发理念为指导，以职业能力培养和职业素养养成为重点，根据技术领域和职业岗位（群）的任职要求，融合养老护理员国家职业技能标准，以老年服务与管理的典型工作过程和来源于养老机构的实际案例为载体，以理论和实践一体化的教学实训室为工作与学习场所，对课程内容进行序化。

　　教学建议：本教材主要供中等职业教育老年人服务与管理专业教学使用，也可供养老专业培训教学参考，课程在第三及第四学期开设，总计为 96 学时，其中理论教学 53 学时，实践教学 43 学时。

　　本课程依据老年护理临床、社区、家庭、养老机构的岗位工作任务、职业能力要求，强调理论和实践一体化，突出"做中学、做中教"的职业教育特色。教师在教学中以案例为指导开展教学活动，提倡任务教学、多媒体教学、案例教学、角色扮演、情境教学等方法，利用校内外实训基地，将学生的自主学习、合作学习和教师引导教学等形式有机结合。

　　在教学过程中，可通过测验、观察、技能考核和理论考试等多种形式对学生的职业素养、专业知识和技能进行综合考评。评价内容不仅关注学生对知识的理解和技能的掌握，更要关注学生在老年护理实践中运用知识和技能解决实际问题的能力，重视老年护理从业人员职业素质的培养。

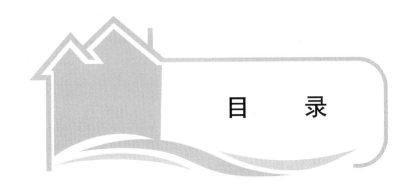

目　录

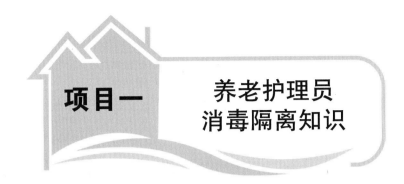

项目一 养老护理员消毒隔离知识

消毒、灭菌、隔离技术等是预防、控制感染和传染病的重要手段。这些技术能够在人抵抗力低下，但又必须进行各种诊疗与护理操作时，尽可能地减轻对人的伤害，减少院内感染的发生，同时也可以有效地预防感染传播。

【知识目标】

◇ 掌握消毒、灭菌的概念，并能对二者进行区分
◇ 掌握紫外线灯消毒的目的、操作流程与注意事项
◇ 了解常用的防护物品
◇ 理解隔离的目的
◇ 掌握化学消毒剂的使用目的、操作流程与注意事项

【能力目标】

◇ 能够正确说出医院感染、消毒、灭菌的概念，并加以理解
◇ 能够运用本节所学的知识，独立操作紫外线灯
◇ 掌握各项常用隔离技术的操作技能
◇ 能够运用本节所学的知识，正确配置并使用化学消毒剂进行消毒

【素质目标】

◇ 培养良好的消毒灭菌观察技能
◇ 与小组成员共同讨论如何正确使用紫外线灯
◇ 与小组成员共同讨论如何正确使用化学消毒剂，并分享学习经验

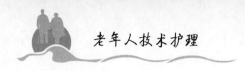

【思维导图】

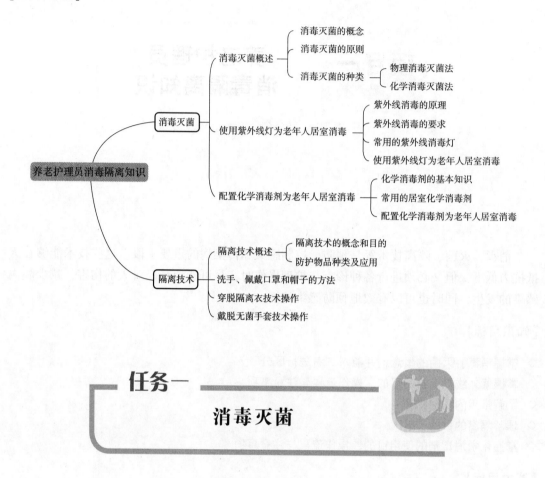

任务一
消毒灭菌

子任务1 消毒灭菌概述

一、消毒灭菌的概念

（一）消毒

消毒是指用物理、化学或生物的方法清除或杀灭环境中和媒介物上除芽胞以外的所有病原微生物的过程。

（二）灭菌

灭菌是指用物理或化学方法杀灭或者消除传播媒介上的一切微生物，包括致病微生物和非致病微生物，也包括细菌芽胞和真菌孢子。

二、消毒灭菌的原则

（1）通常遵循先清洗后消毒灭菌的程序。

（2）被朊病毒、气性坏疽及原因不明的突发传染性病原体污染的诊疗器械、器具和物品应先消毒，再按常规清洗消毒灭菌。

三、消毒灭菌的种类

常用的消毒灭菌方法有两大类：物理消毒灭菌法和化学消毒灭菌法。

（一）物理消毒灭菌法

物理消毒灭菌法是利用物理因素（如热力、辐射、过滤等）消除或杀死微生物的方法。常用的物理消毒灭菌法及应用如表 1-1 所示。

表 1-1　常用的物理消毒灭菌法及应用

方法			具体内容
热力消毒灭菌法	干热法	燃烧法	此法是指通过燃烧的方式制造高温，从而达到消毒灭菌的目的，是一种简单、迅速、彻底的灭菌方法。适用于不需保存的物品，如病理标本、废弃衣物、纸张等的处理；微生物实验室接种环、试管口的灭菌，可以直接在火焰上烧灼；某些急用金属器械（锐利刀剪禁用此法以免锋刃变钝）、搪瓷类物品等
		干烤法	此法是利用专用密闭烤箱进行灭菌的方法。适用于耐热、不耐湿、蒸气或气体不能穿透物品的灭菌，如油剂、粉剂和玻璃器皿等的灭菌；不适用于纤维织物、塑料制品等的灭菌
	湿热法	压力蒸汽灭菌法	此法主要是利用高压饱和蒸汽的高热所释放的潜热进行灭菌的方法。其是热力消毒灭菌法中效果最好的一种方法，在临床应用广泛。常用于耐高压、耐高温、耐潮湿物品的灭菌，如各类器械、敷料、搪瓷、橡胶、玻璃制品及溶液等的灭菌；不能用于凡士林等油类和滑石粉等粉剂的灭菌
		煮沸消毒法	此法是指在 1 个大气压下，水的沸点是 100 ℃，煮沸 5~10 min 可杀灭细菌繁殖体，煮沸 15 min 可杀灭多数细菌芽胞，从而达到消毒效果的方法。需注意的是某些热抗力极强的细菌芽胞需煮沸更长时间，如肉毒芽胞需煮沸 3 h 才能杀灭。此法是应用最早的消毒方法之一，也是家庭常用的消毒方法。适用于耐湿、耐高温的物品，如金属、搪瓷、玻璃和橡胶类制品等的消毒

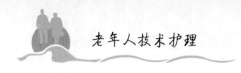

续表

方法		具体内容
辐射消毒法	日光暴晒法	此法是利用日光的热、干燥和紫外线作用从而达到消毒效果的方法。将物品放在直射阳光上暴晒 6 h，并定时翻动，使物品各面均能受到日光照射。常用于床垫、被服、书籍等物品的消毒
	紫外线消毒法	此法是指利用紫外线光在水中照射一定时间以完成消毒的方法。紫外线可杀灭多种微生物，包括杆菌、病毒、真菌、细菌繁殖体、芽胞等。主要适用于空气、物品表面和液体的消毒
	臭氧消毒法	臭氧是一种广谱杀菌剂，在常温下为强氧化性气体，可杀灭细菌繁殖体、病毒、芽胞、真菌，并可破坏肉毒杆菌毒素。主要用于空气、污水、诊疗用水及物品表面的消毒。需注意的是臭氧对人有毒，因此，用臭氧进行空气消毒时，人员必须离开，待消毒结束后 20~30 min 方可进入

（二）化学消毒灭菌法

化学消毒灭菌法是采用各种化学消毒剂来清除或者杀死病原微生物的方法。凡不适用于物理消毒灭菌的物品，都可以选用化学消毒灭菌法，如对患者的皮肤、黏膜、排泄物及周围环境、光学仪器、金属锐器以及某些塑料制品的消毒。常用的化学消毒灭菌法及应用如表 1-2 所示。

表 1-2　常用的化学消毒灭菌法及应用

方法	具体内容
浸泡法	此法是将被消毒的物品洗净、擦干后浸没在规定浓度消毒液内一定时间的消毒方法。浸泡法适用于大多数物品和器械
擦拭法	此法是使用规定浓度的化学消毒剂擦拭被污染物品的表面或皮肤、黏膜的消毒方法。一般选用易溶于水、穿透力强、无显著刺激性的消毒剂
喷雾法	此法是在规定时间内用喷雾器将一定浓度的化学消毒剂均匀地喷洒于空间或物品表面进行消毒的方法。常用于地面、墙壁、空气、物品表面的消毒
熏蒸法	此法是在密闭空间内将一定浓度的消毒剂加热或加入化学试剂，使其产生气体，在规定的时间内进行消毒的方法。如手术室、换药室、病室的空气消毒以及精密贵重仪器、不能蒸煮、浸泡物品的消毒

子任务 2　使用紫外线灯为老年人居室消毒

紫外线消毒法是指利用紫外线光在水中照射一定时间以完成消毒的方法。紫外线可杀灭多种微生物，包括杆菌、病毒、真菌、细菌繁殖体、芽胞等。由于紫外线辐照能量低，穿透力弱，因此主要适用于空气、物品表面和液体的消毒。

一、紫外线消毒的原理

紫外线的消毒作用主要来源于波长为200~275 nm的C波，其中，杀菌作用最强的为250~270 nm的波段。

紫外线的消毒原理分为间接性与直接性两方面。一方面，紫外线可使空气中的氧发生电离产生臭氧，而臭氧具有强杀菌作用，从而达到杀菌消毒的功效。另一方面，紫外线可直接作用于微生物的DNA，菌体DNA失去转换能力而死亡，菌体蛋白质遭到破坏而光解变性，使氧化酶的活性降低等，从而直接起到消毒杀菌的作用。

二、紫外线消毒的要求

（1）紫外线消毒要求环境清洁干燥，温度20~40 ℃、湿度40%~60%为宜，另外，需注意我国的紫外线灯插座电压统一要求为220 V。

（2）紫外线灯的灯管应该保持清洁干燥，一般可用纱布蘸取无水乙醇每两周擦拭一次。

（3）定期检测紫外线灯的消毒功效。主要有物理法、化学法与生物法三种检测方法。物理检测法操作方式是开启紫外线灯5 min后，将紫外线辐照计置于所测紫外线灯下正中垂直1 m处，仪表稳定后所示结果即为该灯管的辐照强度值；化学检测法是开启紫外线灯5 min后，将紫外线灯强度辐射指示卡置于紫外线灯下正中垂直1 m处，照射1 min后，判断辐射强度；生物检测法主要通过对空气消毒、物品表面消毒的效果检测，了解其消毒效果，一般每月进行一次检测。检测合格的要求范围如下：普通30 W直管型紫外线灯，新灯辐照强度应该不低于90 $\mu W/cm^2$，30 W高强度紫外线新灯的辐照强度应不低于180 $\mu W/cm^2$。

三、常用的紫外线消毒灯

目前常用的紫外线灯有普通直管热阴极低压汞紫外线消毒灯、高强度紫外线消毒灯、低臭氧紫外线消毒灯和高臭氧紫外线消毒灯四种。紫外线消毒器是采用臭氧紫外线杀菌灯制成的，主要包括紫外线空气消毒器［图1-1（a）］、紫外线消毒车［图1-1（b）］、紫外线消毒柜［图1-1（c）］、移动式紫外线消毒灯［图1-1（d）］四种。

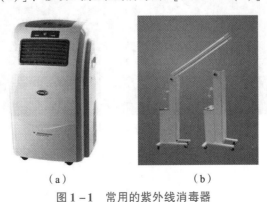

（a） （b）

图1-1 常用的紫外线消毒器

（a）紫外线空气消毒器；（b）紫外线消毒车

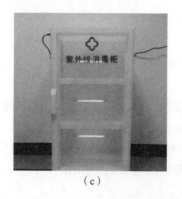（c）　　　　　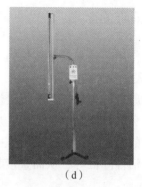（d）

图1-1　常用的紫外线消毒器（续）

（c）紫外线消毒柜；（d）移动式紫外线消毒灯

四、使用紫外线灯为老年人居室消毒

案例导入

黄爷爷，68岁，生活能自理，在养老机构住单人房间，面积约60 m²。近日为流感高发期，黄爷爷今日已打扫完房间卫生，要求护理员为其房间进行消毒。如果你是他的护理员，应该如何协助黄爷爷正确消毒？

（一）操作目的

护理员使用紫外线灯照射（图1-2）为老年人居室消毒，杀灭病毒，预防疾病的发生。

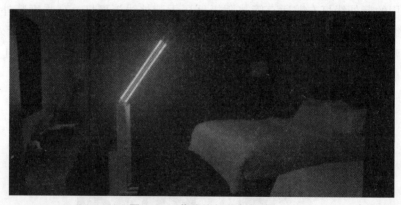

图1-2　紫外线灯照射消毒

（二）使用紫外灯消毒的操作流程

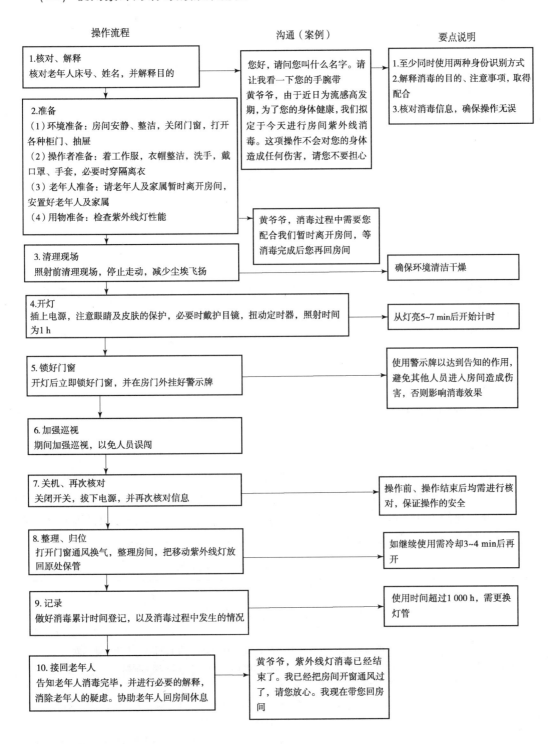

操作流程	沟通（案例）	要点说明
1.核对、解释 核对老年人床号、姓名，并解释目的	您好，请问您叫什么名字。请让我看一下您的手腕带黄爷爷，由于近日为流感高发期，为了您的身体健康，我们拟定于今天进行房间紫外线消毒。这项操作不会对您的身体造成任何伤害，请您不要担心	1.至少同时使用两种身份识别方式 2.解释消毒的目的、注意事项，取得配合 3.核对消毒信息，确保操作无误
2.准备 （1）环境准备：房间安静、整洁，关闭门窗，打开各种柜门、抽屉 （2）操作者准备：着工作服，衣帽整洁，洗手，戴口罩、手套，必要时穿隔离衣 （3）老年人准备：请老年人及家属暂时离开房间，安置好老年人及家属 （4）用物准备：检查紫外线灯性能		
3.清理现场 照射前清理现场，停止走动，减少尘埃飞扬	黄爷爷，消毒过程中需要您配合我们暂时离开房间，等消毒完成后您再回房间	确保环境清洁干燥
4.开灯 插上电源，注意眼睛及皮肤的保护，必要时戴护目镜，扭动定时器，照射时间为1 h		从灯亮5~7 min后开始计时
5.锁好门窗 开灯后立即锁好门窗，并在房门外挂好警示牌		使用警示牌以达到告知的作用，避免其他人员进入房间造成伤害，否则影响消毒效果
6.加强巡视 期间加强巡视，以免人员误闯		
7.关机、再次核对 关闭开关，拔下电源，并再次核对信息		操作前、操作结束后均需进行核对，保证操作的安全
8.整理、归位 打开门窗通风换气，整理房间，把移动紫外线灯放回原处保管		如继续使用需冷却3~4 min后再开
9.记录 做好消毒累计时间登记，以及消毒过程中发生的情况		使用时间超过1 000 h，需更换灯管
10.接回老年人 告知老年人消毒完毕，并进行必要的解释，消除老年人的疑虑。协助老年人回房间休息	黄爷爷，紫外线灯消毒已经结束了。我已经把房间开窗通风过了，请您放心。我现在带您回房间	

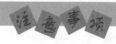

（1）正确计算并记录消毒时间，紫外线的消毒时间需从灯亮 5～7 min 后开始计时，若使用时间超过 1 000 h，需更换灯管。

（2）紫外线对人的眼睛和皮肤有刺激作用，直接照射 30 s 就可引起眼炎或皮炎，照射过程中产生的臭氧对人体亦不利，故照射时人应离开房间，必要时戴防护镜、穿防护衣，照射完毕后应开窗通风。

子任务 3　配置化学消毒剂为老年人居室消毒

一、化学消毒剂的基本知识

化学消毒剂按消毒效果可分为四类，消毒功效由弱到强依次为低效消毒剂、中效消毒剂、高效消毒剂与灭菌剂。低效消毒剂只能杀灭细菌繁殖体和亲脂病毒，如季铵盐类、酚类等消毒剂；中效消毒剂可杀灭分枝杆菌、细菌繁殖体、病毒、真菌等微生物，如醇类、碘类、部分含氯制剂等；高效消毒剂可杀灭一切细菌繁殖体、病毒、真菌及真菌孢子，如过氧化氢、过氧乙酸、部分含氯制剂等；灭菌剂可杀灭一切微生物，达到灭菌的效果，如环氧乙烷、戊二醛等。

二、常用的居室化学消毒剂

化学消毒剂若使用不当，易对人体造成伤害或者腐蚀需消毒的物品。因此，通常情况下对居室消毒时，应尽量选择物理消毒法，而化学消毒剂能不用则不用，必须用时则尽量少用。使用化学消毒剂进行消毒时，操作者应熟悉化学消毒剂的毒副作用、配比浓度、配比时间以及配比的方法，做好防护工作，并根据消毒物品的不同、消毒效果的要求等选择合适的化学消毒剂。常用的居室化学消毒剂及配置方法如表 1-3 所示。

表 1-3　常用的居室化学消毒剂使用方法

消毒剂名称	效力	适用范围与使用方法	注意事项
含氯消毒剂（常用液氯、漂白粉、漂白粉精、酸性氧化电位水等）	高、中效	用于餐具、环境、水等的消毒。采用浸泡、擦拭、喷洒等方法。 被细菌繁殖体污染的物品，用含有效氯 200 mg/L 的消毒液浸泡或擦拭 10 min 以上；被乙肝病毒、结核杆菌、细菌芽胞污染的物品用含有效氯 2 000～5 000 mg/L 的消毒液浸泡或擦拭 30 min 以上，如用喷洒法，有效氯的含量、消毒时间均要加倍；对排泄物的消毒，用含有效氯 10 000 mg/L 的含氯消毒剂干粉加入排泄物中，略加搅拌后，作用 2～6 h	1. 含氯消毒剂易挥发，应密闭保存在阴凉、干燥、通风处 2. 现配现用 3. 因有腐蚀及漂白作用，不能用于金属制品、有色织物及油漆家具的消毒 4. 消毒后的物品应及时用清水冲净

消毒剂名称	效力	适用范围与使用方法	注意事项
过氧乙酸	灭菌	用于一般物体表面、食品用工具、空气以及耐腐蚀医疗器械的消毒灭菌。可用浸泡法、擦拭法、喷洒法。一般物品表面消毒以 0.1% ~ 0.2% 浓度溶液喷洒或浸泡 30 min；食品用工具、设备消毒以 0.05%（500 mg/L）过氧乙酸喷洒或浸泡 10 min；空气消毒以 0.2% 过氧乙酸喷洒 60 min	1. 因过氧乙酸不稳定，应密闭储存于通风阴凉避光处，防高温，远离还原剂和金属粉末 2. 定期检测其浓度，若原液低于 12% 禁止使用 3. 现配现用 4. 使用时加强个人防护 5. 物品消毒后用清水冲洗，去除残留消毒剂；空气消毒后应及时通风换气
乙醇	中效	70% ~ 80% 乙醇溶液适用于手和皮肤消毒，以及医疗器械与精密仪器的表面消毒。卫生手消毒时将消毒剂喷洒或涂擦于手部 1 ~ 2 遍，作用 1 min；外科手消毒时擦拭 2 遍，作用 3 min；进行皮肤和物体表面消毒时将消毒液喷至或涂擦于皮肤或物品表面 2 遍，作用 3 min；进行体温表消毒时将体温表完全浸没在消毒液中 30 min 后取出晾干待用	1. 乙醇易挥发、易燃、有刺激性，故不适于黏膜、创面以及空气消毒，过敏者禁用；并且应密封保存于阴凉、干燥、通风、避光避火处，定期测量浓度 2. 避免影响杀菌效果，使用浓度勿超过 80%

三、配置化学消毒剂为老年人居室消毒

案例导入

张爷爷，78 岁，在养老机构住单人房间，面积约 64 m²，生活自理能力尚可。张爷爷因患有慢性支气管炎、慢性胃炎，身体较差、抵抗力弱、易感冒。护理员遵医嘱，定期对张爷爷居室内的物品表面消毒，因紫外线灯已坏，拟定于今日使用含氯消毒剂进行居室内的物品消毒。如果你是他的护理员，应该如何为张爷爷的居室进行正确消毒？（以 2% 含氯消毒液的原液，配置 200 mg/L 浓度的含氯消毒液 1 000 mL 为例）

（一）操作目的

护理员为老年人居室消毒，杀灭病毒（图 1 - 3），预防疾病的发生。

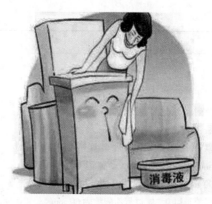

图 1－3　为老年人居室消毒

（二）配置化学消毒剂消毒的操作流程

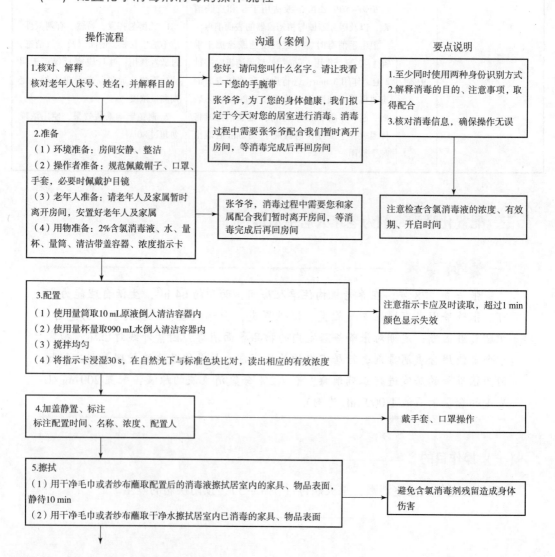

操作流程	沟通（案例）	要点说明
1.核对、解释 核对老年人床号、姓名，并解释目的	您好，请问您叫什么名字。请让我看一下您的手腕带 张爷爷，为了您的身体健康，我们拟定于今天对您的居室进行消毒。消毒过程中需要张爷爷配合我们暂时离开房间，等消毒完成后再回房间	1.至少同时使用两种身份识别方式 2.解释消毒的目的、注意事项，取得配合 3.核对消毒信息，确保操作无误
2.准备 （1）环境准备：房间安静、整洁 （2）操作者准备：规范佩戴帽子、口罩、手套，必要时佩戴护目镜 （3）老年人准备：请老年人及家属暂时离开房间，安置好老年人及家属 （4）用物准备：2%含氯消毒液、水、量杯、量筒、清洁带盖容器、浓度指示卡	张爷爷，消毒过程中需要您和家属配合我们暂时离开房间，等消毒完成后再回房间	注意检查含氯消毒液的浓度、有效期、开启时间
3.配置 （1）使用量筒取10 mL原液倒入清洁容器内 （2）使用量杯量取990 mL水倒入清洁容器内 （3）搅拌均匀 （4）将指示卡浸湿30 s，在自然光下与标准色块比对，读出相应的有效浓度		注意指示卡应及时读取，超过1 min颜色显示失效
4.加盖静置、标注 标注配置时间、名称、浓度、配置人		戴手套、口罩操作
5.擦拭 （1）用干净毛巾或者纱布蘸取配置后的消毒液擦拭居室内的家具、物品表面，静待10 min （2）用干净毛巾或者纱布蘸取干净水擦拭居室内已消毒的家具、物品表面		避免含氯消毒剂残留造成身体伤害

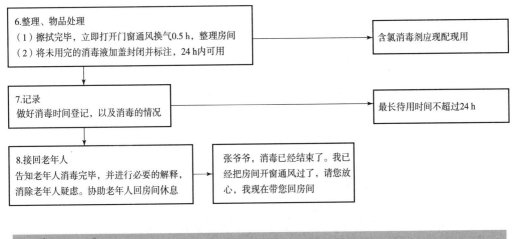

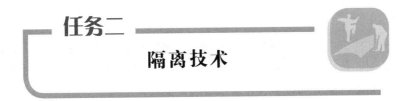

（1）消毒后的家具、物品必须用水擦拭干净后方可使用；餐具需用无菌生理盐水或者干净流动水冲净后方可使用。

（2）操作者注意个人的防护。

（3）化学消毒剂需严格按照消毒药物配比浓度配置，安全储存。

任务二
隔离技术

子任务1 隔离技术概述

一、隔离技术的概念和目的

传染病的流行三环节：传染源、传播途径和易感人群。隔离是控制传染病的重要措施之一，它的做法是将传染源、高度易感人群安置在指定地点，以防止病原微生物在周围人群中通过各种途径扩散。

隔离的目的：通过隔离技术的实施控制传染源，切断传播途径，防止病原体在人群中扩散，保护易感人群，最终达到控制和清除传染病的目的。

知识链接

按照疾病传播途径不同，隔离方法可分为如表1-4所示的几种方法。

表1-4 隔离方法分类

隔离种类	隔离范围
严密隔离	适用于烈性传染病，如霍乱、鼠疫等
呼吸道隔离	适用于流感、流脑、肺结核等
消化道隔离	适用于伤寒、细菌性痢疾、病毒性肝炎等
接触隔离	适用于破伤风、气性坏疽等
昆虫隔离	适用于乙型脑炎、疟疾等
保护性隔离	适用于严重烧伤、早产儿、血液病、骨髓移植、肾移植等

二、防护物品种类及应用

为防止病原体在工作人员和患者间传播，切断传播途径，防止医院内感染，保护医务人员和护理员，根据情况可使用帽子、口罩、手套、鞋套、护目镜、防护面罩、防护围裙、隔离衣、防护服等防护用品，并加强手部卫生。

（一）帽子、口罩

帽子可防止工作人员的头屑飘落、头发散落或被污染，分为一次性帽子和布制帽子。

口罩能阻止对人体有害的可见或不可见的物质吸入呼吸道，也能防止飞沫污染无菌物品或清洁物品。口罩一般分为以下3种类型。

（1）纱布口罩［图1-4（a）］。

能保护呼吸道免受有害粉尘、气溶胶、微生物及灰尘伤害。

（2）外科口罩［图1-4（b）］。

医务人员在有创操作过程中能阻止血液、体液和飞溅物传播，能阻隔空气 >5 μm 的感染因子，过滤作用 >90%，内层可以吸湿。

（3）医用防护口罩［图1-4（c）］。

能阻止经空气传播的直径 ≤5 μm 感染因子或近距离（<1 m）接触经飞沫传播的疾病而发生感染的口罩。

（二）隔离衣

隔离衣（图1-5）用于保护医务人员和护理员避免受到血液、体液和其他感染性物质的感染，或用于保护患者避免感染。隔离衣分为一次性隔离衣和布制隔离衣。

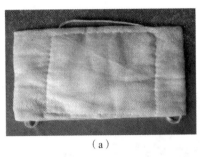

（a）

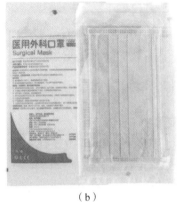

（b）

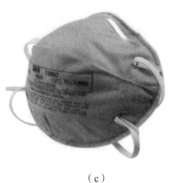

（c）

图1-4 口罩

（a）纱布口罩；（b）外科口罩；（c）医用防护口罩

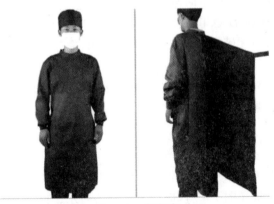

图1-5 隔离衣

一次性隔离衣通常用无纺布制作，由帽子、上衣和裤子组成，分为连身式、分身式两种。通常根据患者的病情、目前隔离种类和隔离措施，确定是否穿隔离衣以及选择什么型号的隔离衣。以下情况应穿隔离衣：

（1）接触经接触传播的感染性疾病患者，如传染病患者、多重耐药菌感染患者等时。

（2）对患者实行保护性隔离时，如对大面积烧伤、骨髓移植等患者进行护理时。

（3）可能受到患者血液、体液、分泌物、排泄物喷溅时。

（三）防护面罩、护目镜

防护面罩［图1-6（a）］能防止患者的血液、体液等具有感染性的物质溅到人体面部。

护目镜［图1-6（b）］能防止患者的血液、体液等具有感染性的物质溅入人体眼部。

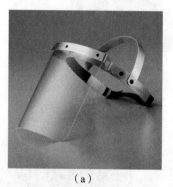 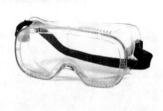

（a）　　　　　　　　　　　（b）

图1-6　防护面罩和护目镜

（a）防护面罩；（b）护目镜

下列情况应使用防护面罩或护目镜：

（1）对老年人进行诊疗护理操作时，可能发生血液、体液、分泌物等喷溅时。

（2）近距离接触经飞沫传播的传染病老年人时。

（3）为呼吸道传染病老年人进行气管切开、气管插管等近距离操作时，可能发生血液、体液、分泌物喷溅，应使用全面型防护面罩。

防护面罩、护目镜佩戴注意事项：

（1）佩戴前应检查有无破损，佩戴装置有无松脱。

（2）佩戴后应调节舒适度。

（3）摘下时应捏住靠头或耳朵的一边，放入医疗垃圾袋内，如需重复使用，放入回收容器内，以便清洁、消毒。

（四）防护服

医务人员在接触甲类或按甲类传染病管理的传染病老年人时需穿防护服。防护服（图1-7）应具有良好的防水、抗静电和过滤功能，无皮肤刺激性，穿脱方便，结合部严密，袖口、脚踝口应为弹性收口。防护服属于一次性防护用品，分连体式和分体式两种。

下列情况应穿防护服：

（1）医务人员在接触甲类传染病（或按甲类传染病管理的传染病）老年人时。

（2）接触经空气或飞沫传播的传染病老年人时。

（3）可能受到老年人血液、体液、分泌物、排泄物喷

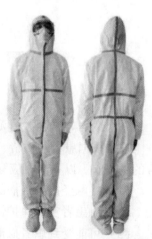

图1-7　防护服

溅时。

使用防护服的注意事项：

（1）防护服只能在规定区域内穿脱，穿前检查有无潮湿、破损，长短是否合适。

（2）防护服如有潮湿、破损或污染，应立即更换。

（3）接触多个同类传染病老年人时，防护服可连续使用；接触疑似患病老年人时，防护服应每次更换。

（五）医用防水围裙、鞋套

医用防水围裙［图1-8（a）］主要用于可能受到患者的血液、体液、分泌物及其他污染物质喷溅，进行复用医疗器械的清洗时。

医用防水围裙主要分为两种：

（1）重复使用的围裙，每班使用后应及时清洗与消毒；如有破损或渗透，应及时更换。

（2）一次性使用的围裙应避免反复使用，受到污染应及时更换。

医用鞋套［图1-8（b）］为一次性使用物品，具有良好的防水性能，应在规定区域内穿鞋套，一般从潜在污染区进入污染区时和从缓冲间进入负压病室时应穿鞋套，离开该区域时应及时脱掉放入医疗垃圾袋内；发现鞋套破损应及时更换。

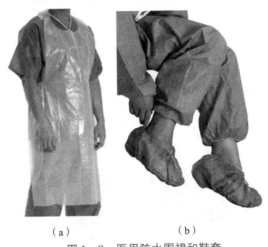

（a）　　　　　　（b）

图1-8 医用防水围裙和鞋套

（a）医用防水围裙；（b）医用鞋套

子任务2 洗手、佩戴口罩和帽子的方法

一、操作目的

保护医务人员、护理员和感染者，防止感染和交叉感染。

二、操作方法和流程

（一）洗手方法

七步洗手法如图 1-9 所示。

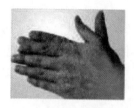 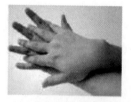 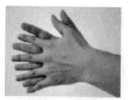 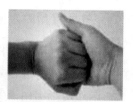

掌心相对，手掌　　　手心对手背沿指缝　　　掌心相对，双手交叉　　双手十指相扣，互搓
并拢互相搓擦　　　相互搓擦，交互进行　　沿指缝相互搓擦

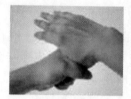 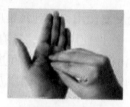 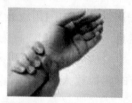

一手握另一手大拇指　　将五个手指尖并拢在另一　螺旋式擦洗手腕，交替进行
旋转搓擦，交换进行　　手掌心旋转搓擦，交换进行

图 1-9　七步洗手法

（二）佩戴口罩的方法

佩戴外科口罩的方法如图［1-10（a）］所示，佩戴医用防护口罩的方法如图［1-10（b）］所示。

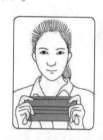 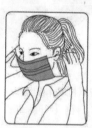 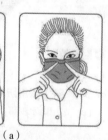 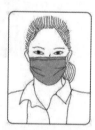

（a）

（b）

图 1-10　佩戴口罩方法
（a）外科口罩佩戴方法；（b）医用防护口罩佩戴方法

（三）洗手、佩戴口罩和帽子的操作流程

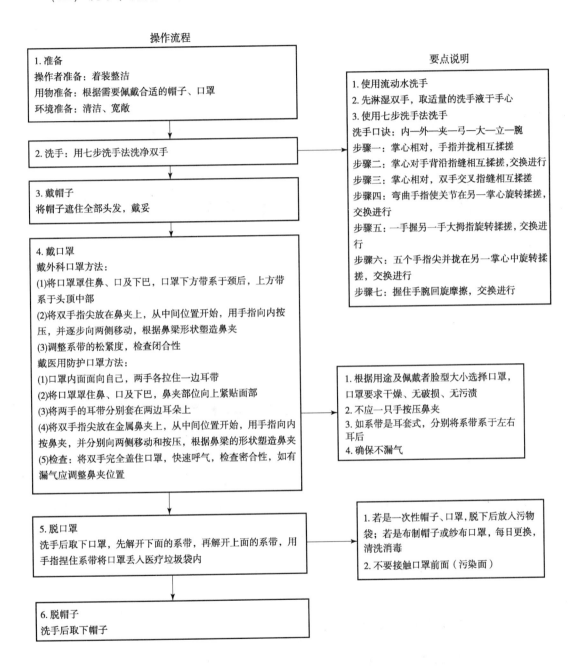

操作流程

1. 准备
操作者准备：着装整洁
用物准备：根据需要佩戴合适的帽子、口罩
环境准备：清洁、宽敞

2. 洗手：用七步洗手法洗净双手

3. 戴帽子
将帽子遮住全部头发，戴妥

4. 戴口罩
戴外科口罩方法：
(1)将口罩罩住鼻、口及下巴，口罩下方带系于颈后，上方带系于头顶中部
(2)将双手指尖放在鼻夹上，从中间位置开始，用手指向内按压，并逐步向两侧移动，根据鼻梁形状塑造鼻夹
(3)调整系带的松紧度，检查闭合性
戴医用防护口罩方法：
(1)口罩内面面向自己，两手各拉住一边耳带
(2)将口罩罩住鼻、口及下巴，鼻夹部位向上紧贴面部
(3)将两手的耳带分别套在两边耳朵上
(4)将双手指尖放在金属鼻夹上，从中间位置开始，用手指向内按鼻夹，并分别向两侧移动和按压，根据鼻梁的形状塑造鼻夹
(5)检查：将双手完全盖住口罩，快速呼气，检查密合性，如有漏气应调整鼻夹位置

5. 脱口罩
洗手后取下口罩，先解开下面的系带，再解开上面的系带，用手指捏住系带将口罩丢入医疗垃圾袋内

6. 脱帽子
洗手后取下帽子

要点说明

1. 使用流动水洗手
2. 先淋湿双手，取适量的洗手液于手心
3. 使用七步洗手法洗手
洗手口诀：内—外—夹—弓—大—立—腕
步骤一：掌心相对，手指并拢相互揉搓
步骤二：掌心对手背沿指缝相互揉搓，交换进行
步骤三：掌心相对，双手交叉指缝相互揉搓
步骤四：弯曲手指使关节在另一掌心旋转揉搓，交换进行
步骤五：一手握另一手大拇指旋转揉搓，交换进行
步骤六：五个手指尖并拢在另一掌心中旋转揉搓，交换进行
步骤七：握住手腕回旋摩擦，交换进行

1. 根据用途及佩戴者脸型大小选择口罩，口罩要求干燥、无破损、无污渍
2. 不应一只手按压鼻夹
3. 如系带是耳套式，分别将系带系于左右耳后
4. 确保不漏气

1. 若是一次性帽子、口罩，脱下后放入污物袋；若是布制帽子或纱布口罩，每日更换，清洗消毒
2. 不要接触口罩前面（污染面）

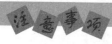

1. 使用口罩的注意事项

（1）应根据不同的操作要求选用不同种类的医用口罩：一般诊疗活动，可佩戴纱布口罩或外科口罩；手术室工作或护理免疫功能低下的老年人、进行体腔穿刺等操作时，应戴外科口罩；接触经空气传播或近距离接触经飞沫传播的呼吸道传染病老年人时，应戴医用防护口罩。

（2）口罩应保持清洁、干燥，若口罩潮湿或受到患者血液、体液污染，应及时更换。纱布口罩应每天更换、清洁与消毒，遇污染时及时更换；医用外科口罩只能一次性使用。

（3）正确佩戴口罩，不应只用一只手捏鼻夹；戴上口罩后，不可用污染的手触摸口罩；每次进入工作区域前，应检查医用防护口罩的密合性。

（4）脱口罩前后应洗手，使用后的一次性口罩应放入医疗垃圾袋内，以便集中处理。

2. 使用帽子的注意事项

（1）帽子要大小合适，能遮住全部头发。

（2）被血液、体液污染后应及时更换。

（3）一次性帽子应避免重复使用，使用后放入医疗垃圾袋集中处理。

（4）布制帽子保持清洁干燥，每次或每天更换与清洁。

子任务3　穿脱隔离衣技术操作

一、操作目的

保护医务人员避免受到血液、体液和其他感染性物质污染，或用于保护患者避免感染。

二、操作方法和流程

（一）穿隔离衣的方法和流程

1. 穿隔离衣的方法（图1-11）

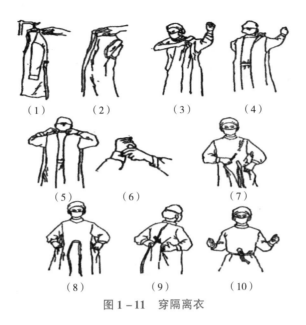

（1）　　　　（2）　　　　　　（3）　　　　　（4）

（5）　　　　（6）　　　　　　（7）

（8）　　　　　（9）　　　　　（10）

图 1 - 11　穿隔离衣

2. 穿隔离衣的操作流程

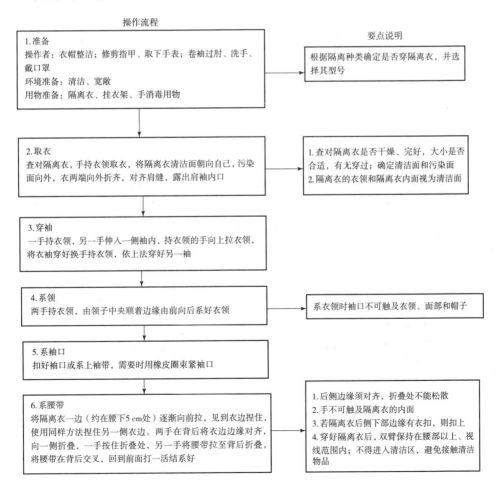

操作流程	要点说明
1. 准备 操作者：衣帽整洁；修剪指甲、取下手表；卷袖过肘、洗手、戴口罩 环境准备：清洁、宽敞 用物准备：隔离衣、挂衣架、手消毒用物	根据隔离种类确定是否穿隔离衣，并选择其型号
2. 取衣 查对隔离衣，手持衣领取衣，将隔离衣清洁面向自己，污染面向外，衣两端向外折齐，对齐肩缝，露出肩袖内口	1. 查对隔离衣是否干燥、完好，大小是否合适，有无穿过；确定清洁面和污染面 2. 隔离衣的衣领和隔离衣内面视为清洁面
3. 穿袖 一手持衣领，另一手伸入一侧袖内，持衣领的手向上拉衣领，将衣袖穿好换手持衣领，依上法穿好另一袖	
4. 系领 两手持衣领，由领子中央顺着边缘由前向后系好衣领	系衣领时袖口不可触及衣领、面部和帽子
5. 系袖口 扣好袖口或系上袖带，需要时用橡皮圈束紧袖口	
6. 系腰带 将隔离衣一边（约在腰下5 cm处）逐渐向前拉，见到衣边捏住，使用同样方法捏住另一侧衣边。两手在背后将衣边边缘对齐，向一侧折叠，一手按住折叠处，另一手将腰带拉至背后折叠，将腰带在背后交叉，回到前面打一活结系好	1. 后侧边缘须对齐，折叠处不能松散 2. 手不可触及隔离衣的内面 3. 若隔离衣后侧下部边缘有衣扣，则扣上 4. 穿好隔离衣后，双臂保持在腰部以上、视线范围内；不得进入清洁区，避免接触清洁物品

（二）脱隔离衣的方法和流程

1. 脱隔离衣的方法（图1-12）

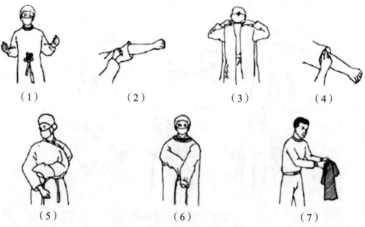

（1）　　　　　　　（2）　　　　　　　（3）　　　　　　　（4）

（5）　　　　　　　（6）　　　　　　　（7）

图1-12　脱隔离衣的方法

2. 脱隔离衣的操作流程

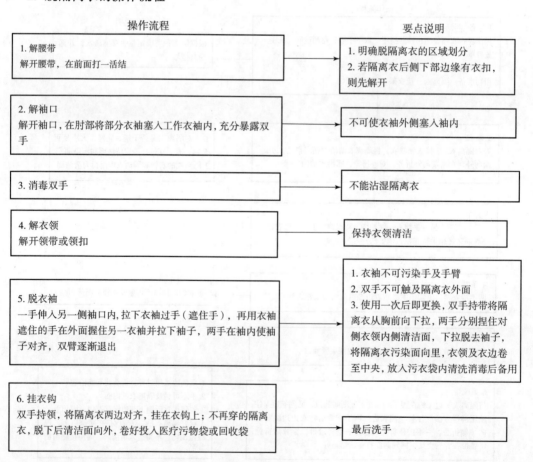

操作流程	要点说明
1. 解腰带 解开腰带，在前面打一活结	1. 明确脱隔离衣的区域划分 2. 若隔离衣后侧下部边缘有衣扣，则先解开
2. 解袖口 解开袖口，在肘部将部分衣袖塞入工作衣袖内，充分暴露双手	不可使衣袖外侧塞入袖内
3. 消毒双手	不能沾湿隔离衣
4. 解衣领 解开领带或领扣	保持衣领清洁
5. 脱衣袖 一手伸入另一侧袖口内，拉下衣袖过手（遮住手），再用衣袖遮住的手在外面握住另一衣袖并拉下袖子，两手在袖内使袖子对齐，双臂逐渐退出	1. 衣袖不可污染手及手臂 2. 双手不可触及隔离衣外面 3. 使用一次后即更换，双手持带将隔离衣从胸前向下拉，两手分别捏住对侧衣领内侧清洁面，下拉脱去袖子，将隔离衣污染面向里，衣领及衣边卷至中央，放入污衣袋内清洗消毒后备用
6. 挂衣钩 双手持领，将隔离衣两边对齐，挂在衣钩上；不再穿的隔离衣，脱下后清洁面向外，卷好投入医疗污物袋或回收袋	最后洗手

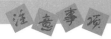

（1）隔离衣只能在规定区域内穿脱，穿前检查有无潮湿、破损现象，长度须能够全部遮盖工作服。

（2）隔离衣须每日更换，若有潮湿或污染，应立即更换。

（3）穿脱隔离衣过程中避免污染衣领、面部、帽子和清洁面，始终保持衣领清洁。

（4）穿好隔离衣后，双臂保持在腰部以上、视线范围内；不得进入清洁区，避免接触清洁物品。

（5）消毒手时不能沾湿隔离衣，隔离衣也不可触及其他物品。

（6）脱下的隔离衣若挂在半污染区，清洁面向外；挂在污染区则污染面向外。

子任务 4 戴脱无菌手套技术操作

一、操作目的

无菌手套的使用可避免护理员的双手直接接触老年人或者患者的血液、体液、黏膜以及暴露的伤口等，减少感染的发生，也是保护老年人、患者以及护理员的重要措施之一。

二、戴无菌手套的指征

（1）需要接触老年人的伤口、血液、体液、分泌物以及排泄物时。

（2）为老年人清洗伤口、更换药物时。

（3）进行无菌操作时。

三、操作方法和流程

（一）戴无菌手套的方法

戴无菌手套有两种操作方法，如图 1-13 所示。

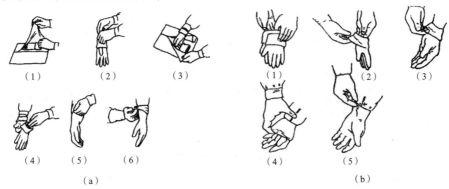

图 1-13 戴无菌手套

（a）方法一：分次取戴；（b）方法二：一次性取戴

（二）戴脱无菌手套的操作流程

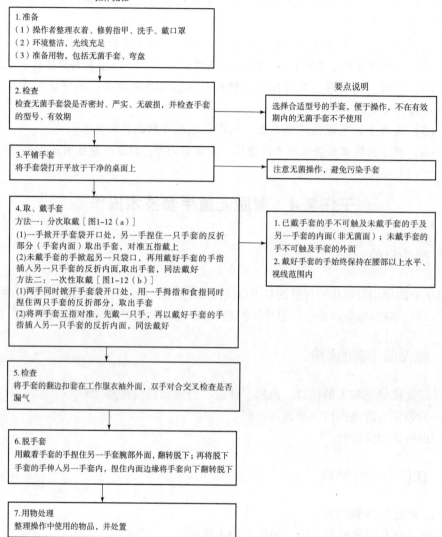

操作流程

1.准备
（1）操作者整理衣着、修剪指甲、洗手、戴口罩
（2）环境整洁，光线充足
（3）准备用物，包括无菌手套、弯盘

要点说明

2.检查
检查无菌手套袋是否密封、严实、无破损，并检查手套的型号、有效期

选择合适型号的手套，便于操作，不在有效期内的无菌手套不予使用

3.平铺手套
将手套袋打开平放于干净的桌面上

注意无菌操作，避免污染手套

4.取、戴手套
方法一：分次取戴［图1-12（a）］
（1）一手掀开手套袋开口处，另一手捏住一只手套的反折部分（手套内面）取出手套，对准五指戴上
（2）未戴手套的手掀起另一只袋口，再用戴好手套的手指插入另一只手套的反折内面，取出手套，同法戴好
方法二：一次性取戴［图1-12（b）］
（1）两手同时掀开手套袋开口处，用一手拇指和食指同时捏住两只手套的反折部分，取出手套
（2）将两手套五指对准，先戴一只手，再以戴好手套的手指插入另一只手套的反折内面，同法戴好

1.已戴手套的手不可触及未戴手套的手及另一手套的内面（非无菌面）；未戴手套的手不可触及手套的外面
2.戴好手套的手始终保持在腰部以上水平、视线范围内

5.检查
将手套的翻边扣套在工作服衣袖外面，双手对合交叉检查是否漏气

6.脱手套
用戴着手套的手捏住另一手套腕部外面，翻转脱下；再将脱下手套的手伸入另一手套内，捏住内面边缘将手套向下翻转脱下

7.用物处理
整理操作中使用的物品，并处置

（1）操作前应选择合适型号的手套，便于操作。

（2）戴手套时手套外面（无菌面）不可触及任何非无菌物品；已戴手套的手不可触及未戴手套的手及另一手套的内面（非无菌面）；未戴手套的手不可触及手套的外面。

（3）戴手套的过程中若出现手套破损，应立即取下手套，重新洗手并选择合适型号的手套。

（4）脱手套时，应翻转脱下，避免强拉。脱手套后立即用七步洗手法洗手。

项目二　老年人安全用药的护理

　　老年人随着年龄的增长，各种脏器的机能和生理功能逐渐衰退，导致机体对药物的吸收、代谢和排泄等功能减退；加之记忆力的减退，学习新事物的能力也逐渐下降，对药物的治疗目的、服药时间、服药方法不能正确理解。各种因素都会影响老年人用药安全和药物治疗的效果。护理员是老年人给药的执行者，更是老年人使用药物的观察者和指导者。因此，护理员需掌握老年人用药的相关知识和常用的给药技术，确保老年人能安全、有效地使用药物。

【知识目标】

◇　了解影响药物作用的因素、老年人用药的特点
◇　熟悉药物的种类和保管的基本知识、老年人用药情况的评估内容和指导老年人正确服药的方法
◇　掌握用药的原则、老年人用药出现的不良反应，并能在紧急情况下采取处理措施

【能力目标】

◇　能够正确说出用药原则，并加以理解
◇　掌握各项常用给药技术的操作技能
◇　能够运用本节所学的知识，正确使用药物

【素质目标】

◇　培养自觉遵循用药原则的意识
◇　与小组成员共同讨论各项常用的给药方法
◇　与小组成员共同讨论如何正确使用常用药物，并分享学习经验

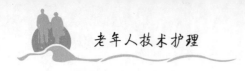

【思维导图】

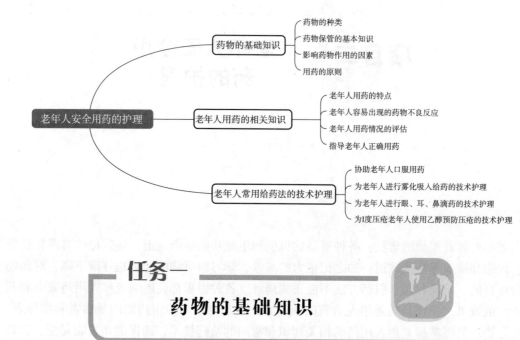

任务一
药物的基础知识

药物在疾病预防、疾病诊断和疾病治疗过程中起着重要的作用。护理员在给老年人用药的过程中，应掌握老年人常用药物的保管方法、给药时间和途径等，严格遵守给药原则，对老年人进行全面、安全的用药护理，以达到药物治疗的最佳效果。

一、药物的种类

常用药物的种类依据给药途径的不同可分为以下几类。

（一）经胃肠道给药的剂型

1. 口服给药

有汤剂、合剂（口服液）、糖浆剂、煎膏剂、酒剂、流浸膏剂、散剂、颗粒剂、丸剂、片剂、胶囊剂等。

2. 经直肠给药

有灌肠剂、栓剂等。

（二）不经胃肠道给药的剂型

1. 注射给药

有注射剂，包括肌内注射、静脉注射、皮下注射、皮内注射与穴位注射等。

2. 皮肤给药

有软膏剂、膏药、橡胶膏剂、糊剂、搽剂、洗剂、涂膜剂、离子透入剂等。

3. 黏膜给药

有滴眼剂、滴鼻剂、含漱剂、舌下片、吹入剂、栓剂、膜剂及含化丸等。

4. 呼吸道给药

有气雾剂、吸入剂、烟剂等。

二、药物保管的基本知识

（1）药柜应放在通风、干燥、光线明亮处，避免阳光直射，保持整洁。由专人负责，定期检查药品质量，确保安全。

（2）药品应按内服、外用、注射、剧毒等分类保管，并现领现用，以防失效。剧毒、麻醉类药品应有明显的标记，加锁保管，用专本登记，每日严格交接班。

（3）药瓶上应有明显标签，注明药品名称、浓度、剂量。一般内服药用蓝色边标签，外用药用红色边标签，剧毒药用黑色边标签，标签辨认不清或脱落应及时处理。

（4）药物若有变色、浑浊、沉淀、异味、潮解、变性等情况时，应立即停止使用。

（5）根据药物的性质不同，采取分类保存，分类保存的方法有以下几类。

①遇热易破坏的生物制品、抗生素，如抗毒血清、疫苗、免疫球蛋白、人体蛋白等，根据其性质和对贮藏条件的要求，分别置于干燥阴凉约 20 ℃ 处或冷藏于 2～10 ℃ 处保存。

②易挥发、潮解或风化的药物，如乙醇、过氧乙酸、碘酊、糖衣片、酵母片等须装瓶盖紧。

③易燃、易爆的药物，如乙醚、乙醇、环氧乙烷等远离明火，密闭保存，并置于阴凉处，以防意外。

④易氧化和遇光变质的药物，如氨茶碱、维生素 C、盐酸肾上腺素等，应装在有色密闭瓶中，或放在黑纸遮光的纸盒中，放于阴凉处。

⑤易过期的药物，如抗生素、胰岛素等应定期检查，按有效期时限的先后使用，避免浪费。

⑥各类中药均置于阴凉干燥处，芳香性药品须密盖保存。

⑦若属个人专用的特种药物，应单独存放，注明床号、姓名。

三、影响药物作用的因素

每种药物都有各自的药理作用和特点，同时，药物对人体的疗效常常受多种因素的影响，如药物的剂量、制剂、给药途径、联合应用、人的生理因素、病理状态等。

影响药物作用的因素如表 2-1 所示。

表 2 - 1 影响药物作用的因素

因素	具体内容
药物的剂量	不同剂量药物产生的药物作用是不同的。一般来说，在一定范围内剂量越大，药物在体内的浓度越高，作用也就越强，但超过一定剂量范围，会引起毒性反应，甚至中毒死亡。也有少数药物，随着剂量或浓度的增加，会发生作用性质的不同，如人工盐小剂量有健胃作用，大剂量则有下泻作用。另外，不同个体对同一剂量的药物的反应也存在着差异。因此，临床用药应严格掌握剂量
给药途径	不同的给药途径其药效出现的快慢和强度不同，有的甚至产生质的差异，如硫酸镁内服导泻，肌内注射或静脉滴注则有镇痉、镇静及降低颅内压等作用。因此，临床上应根据药物性质和病情需要，选择适当的给药途径。 在各种给药途径中，药物吸收速度依次是：静脉注射＞吸入给药＞肌内注射＞皮下注射＞直肠给药＞内服给药
联合用药	1. 两种或两种以上药物同时应用或先后应用，有时会产生一定的相互影响，如使药效加强或减弱，使毒副作用减少或者出现新的毒副作用。 2. 两种或两种以上药物配伍在一起，引起药理上或物理化学上的变化，影响治疗效果甚至影响患者用药安全，这种情况称为"配伍禁忌"。 3. 无论药物相互作用或"配伍禁忌"，都会影响药物的疗效及安全性，必须注意分析，妥善处理
机体因素	1. 生理：不同年龄，特别是新生儿和老年人对某些药物的反应与年轻人不同。新生儿的肝肾功能、中枢神经系统、内分泌系统等尚未发育完善，因此对药物的反应比较敏感。老年人的生理功能和代偿适应能力逐渐衰退，对药物的代谢和排泄功能降低，因此对药物的耐受性也较差，故用药剂量一般应比年轻人少。 性别的不同也会影响药物的作用。妇女在月经、妊娠、分娩、哺乳等期间，用药时应适当注意。在妊娠期和哺乳期，由于某些药物能通过胎盘进入胎体或经乳汁被乳儿吸入体内，有引起中毒的可能。此外还有一些药物（如激素、抗代谢药物等），可致畸胎或影响胎儿发育。 2. 病理：各种疾病状态都可能对药物作用产生影响，其中影响较大的包括：肝脏疾患、肾功能损伤、心脏疾病、甲状腺疾病及胃肠道功能失常等。 肝脏疾病可影响药物的代谢酶活性，使药物消除变慢，半衰期延长，引发毒性反应，如茶碱、利多卡因等。肝脏是合成白蛋白的器官，肝硬化患者产生严重的低蛋白血症时，蛋白结合率降低，药物的游离浓度增高。 肾功能受损时，可使主要由肾脏排泄的药物清除变慢，可能引起不良反应，如氨基糖苷类、地高辛、锂盐等。 3. 遗传：遗传对药物作用的影响已日益引起人们的注意，它涉及与药物转运有关的蛋白、药物作用的受体以及药物代谢酶等。 4. 生活习惯：吸烟、饮食等对药物作用的影响也很大
环境因素	1. 污染：工作环境中长期接触一些化学物质会对药物作用产生影响。 2. 时间节律：人体生理功能和疾病发展与环境昼夜变化有着密切的关系。与药物转运有关的许多生理功能，如心输出量、肝肾血流量、各种体液的分泌速度及 pH 值、胃肠运动等都存在着近日节律或其他周期的生物节律，这就使许多药物的体内过程呈现相应的节律性，从而影响了药物的作用

四、用药的原则

用药原则（图2-1）是一切用药的总则，护理员在执行药物治疗工作时，必须严格遵守。

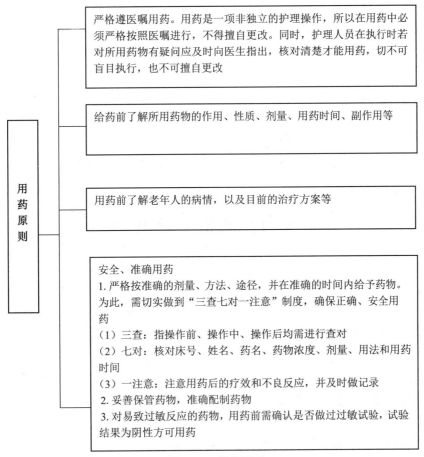

严格遵医嘱用药。用药是一项非独立的护理操作，所以在用药中必须严格按照医嘱进行，不得擅自更改。同时，护理人员在执行时若对所用药物有疑问应及时向医生指出，核对清楚才能用药，切不可盲目执行，也不可擅自更改

给药前了解所用药物的作用、性质、剂量、用药时间、副作用等

用药前了解老年人的病情，以及目前的治疗方案等

安全、准确用药
1. 严格按准确的剂量、方法、途径，并在准确的时间内给予药物。为此，需切实做到"三查七对一注意"制度，确保正确、安全用药
（1）三查：指操作前、操作中、操作后均需进行查对
（2）七对：核对床号、姓名、药名、药物浓度、剂量、用法和用药时间
（3）一注意：注意用药后的疗效和不良反应，并及时做记录
2. 妥善保管药物，准确配制药物
3. 对易致过敏反应的药物，用药前需确认是否做过过敏试验，试验结果为阴性方可用药

图2-1 用药原则

知识链接

医院用药常用的英文缩写和中文意译如表2-2所示。

表2-2 医院用药常用的英文缩写和中文意译

英文缩写	中文意译	英文缩写	中文意译
ac	饭前	qd	每日1次
pc	饭后	bid	每日2次
hs	睡前	tid	每日3次

续表

英文缩写	中文意译	英文缩写	中文意译
st	立即	qid	每日 4 次
prn	必要时（长期医嘱）	qod	隔日 1 次
sos	需要时（限用一次，12 h 内有效）	biw	每周 2 次
dc	停止	qm	每晨 1 次
am	早上	qn	每晚 1 次
pm	下午	qh	每小时 1 次
12n	中午 12 点	q3h	每 3 小时 1 次
mn	午夜	po	口服

任务二
老年人用药的相关知识

一、老年人用药的特点

老年人随着年龄的增长，身体和生理的变化可影响药物的吸收、分布、代谢和排泄，进而影响药物的效用或引起不良反应。老年人易同时患有多种疾病，要注意老年人常用药物的不良反应。

老年人用药的特点如表 2-3 所示。

表 2-3　老年人用药的特点

特点	具体内容
药物的吸收减慢	老年人因胃黏膜逐渐萎缩，胃液分泌减少，胃血流量减少，肠蠕动减弱，所以口服药物的吸收能力也随之减慢。如维生素 B1、维生素 B6、维生素 B12、维生素 C、铁剂、钙剂等吸收减少
药物的分布变化	老年人身体结构成分发生变化，水及肌肉成分减少，而脂肪成分增多，所以影响药物的分布变化。一些亲脂性的药物如巴比妥、地西泮等，容易在脂肪组织内蓄积，长期服用可能产生毒性反应。蛋白结合药物减少，具有药理活性的非结合部分药物浓度相对增加，老年人用药剂量和次数均应低于年轻人

特点	具体内容
药物的代谢缓慢	肝脏是药物代谢和解毒的主要场所。老年人的肝脏比年轻人减轻15%，代谢分解及解毒能力明显降低，容易受到药物的损害，同时机体自身调节和免疫功能也低下，因而也会影响药物的代谢。肝酶的合成减少，酶的活性降低，药物转化速度减慢，半衰期延长，使一些药物（如氨基比林、苯妥英钠等）在体内滞留时间比年轻人延长4～5倍，故而老年人对药物敏感性增强或容易发生药物毒性反应
药物的排泄速度降低	肾脏是药物排泄的主要器官，老年人排泄速度亦随年龄增长而降低，而且某些慢性疾病也可减少肾脏的灌注，这些均影响药物的排泄，使药物在体内积蓄，容易产生不良反应或中毒。老年人肾脏功能的变化较为突出，所以当老年人使用经肾排泄的常量药物时，就容易蓄积中毒。特别是使用地高辛、氨基糖苷类抗生素、苯巴比妥、四环素类、头孢菌素类、磺胺类、普萘洛尔等药物时要慎重。解热镇痛药中的非那西丁、中药朱砂以及关木通中的马兜铃酸对肾损害很大，老年人要避免使用

二、老年人容易出现的药物不良反应

药物不良反应是指在常用量情况下，由于药物或药物相互作用而发生意外的、与防治目的无关的不利或有害反应，包括药物副作用、毒性作用、变态反应、继发反应等。常见的有皮疹、恶心、呕吐、腹泻、口干、心率加快等。这些反应给老年人带来不适或痛苦，但一般都比较轻，多数是可以恢复的功能性变化。有的老年人因使用药物的剂量过大或时间过长而发生药物的毒性反应，如肝、肾功能的损害等。因此，药物必须合理使用，不可随意滥用。

老年人常见药物不良反应有以下几种。

1. 胃肠道反应

恶心、呕吐、腹泻、口干、腹胀等，如阿司匹林、消炎痛等。

2. 循环系统反应

头晕、心慌、血压下降、脉搏细速等，特别是服用洋地黄类药物时，需密切观察心率。

3. 神经系统反应

头晕、头痛、乏力、失眠等，如安定、氯丙嗪等。另外，老年人中枢神经系统对某些药物的敏感性增高，可引起精神错乱、抑郁或智力减退等。

4. 泌尿系统反应

出现排尿困难、血尿、尿潴留等，如新霉素、链霉素、抗抑郁药等。

5. 过敏反应

皮肤出现皮疹、荨麻疹、瘙痒等；循环系统出现障碍，如面色苍白、畏寒、冷汗等；严重者可出现中枢神经症状，烦躁不安、意识改变、昏迷、抽搐，常伴随呼吸道阻塞，呼吸困难、胸闷等表现，如青霉素、头孢类等抗生素药物。

老年人由于生理的特殊性，药物不良反应发生率高。因此，老年人用药后，护理员要密切观察是否出现药物的不良反应，若出现不良反应应及时采取措施。

（1）发现老年人服药后出现胃肠道或其他系统的不良反应时，应及时报告医生，遵医嘱，并及时采取停药等处理措施。

（2）发现老年人出现过敏反应时，应立即停药，保留药物，协助老年人平躺，有条件的可进行吸氧，无条件的可开窗通风保持气流通畅。若老年人出现心跳呼吸停止，及时通知医生，并立即实施心肺复苏术。抢救完毕后将老年人的症状和抢救经过，详细、全面地进行记录。

三、老年人用药情况的评估

（一）用药史

详细评估老年人的用药史，建立完整的用药记录，包括过去和现在的用药记录，尤其是药物的过敏史和引起副作用的药物，以及老年人对药物的认知情况。

（二）服药能力和作息时间

老年人服药能力包括视力、听力、记忆力、理解能力、阅读能力、吞咽能力、获取药物的能力及发现不良反应的能力。

1. 视力

老年人由于视力下降，造成错服，主要原因是药品形状、颜色相似和药瓶标签与内容不符及服用过期药物等。

2. 听力

老年人存在不同程度的听力障碍，会造成多服药或少服药，或者将服药时间混淆等。

3. 记忆力

老年人记忆力减退，又忽视按规定服药的重要性，从而造成多服或漏服药。

4. 阅读能力

部分老年人由于文化水平低或视力下降，不能阅读说明书，存在盲目用药问题。另外也要关注老年人的日常作息。

（三）各系统老化程度

评估老年人各脏器的功能情况，如肝、肾功能的生化指标。

（四）心理—社会状况

了解老年人的文化程度、家庭经济状况、饮食习惯，以及对当前治疗和护理的满意度，家庭的支持情况，对用药有无期望、恐惧、依赖等心理。

四、指导老年人正确用药

（一）体位

指导老年人采取便于吞服并且不会导致误吸的体位，常取立位或坐位，病重者取半卧位。

（二）途径

药物要用温水送服，不要用牛奶、果汁、酒类送服；口服药物后，应及时漱口消除口腔的不适。

（三）时间

不同的药物均有各自的最佳吸收和作用时间，如催眠药、止泻药应在睡前服用；利尿及泻剂要清晨或白天服用；失效快的药，间隔时间应短，如四环素类，失效慢的药间隔时间应长，如长效消心痛两次服药时间需间隔 12 h。

（四）饮食

老年人服药期间，一些食物会对药效产生一定的影响，应加强老年人用药期间的饮食指导，如服用保钾利尿剂：螺内酯、氨苯蝶啶等，忌进食香蕉、葡萄、海带等含钾高的食物，以免引起高血钾等。

（五）方法

自理能力差的老年人及吞咽困难或神志不清的老年人，多通过鼻间法给药；且必须研细后方可调制成液状灌入。灌药前后均应灌入适量温开水以免堵塞鼻饲管。对肢体障碍、精神疾患的老年人要送药到口，确认老年人服下才能离开。

（六）其他加强药疗的健康指导

护理员用老年人易接受的方式，向其解释药物的名称、种类、作用、用药方式、服用时间、剂量、不良反应、有效期等。必要时在药袋上用醒目的颜色标明用药的注意事项，指导老年人了解药物可能出现的不良反应，并能处理轻微的不良反应。教会老年人正确掌握一些急救用药知识，像急性心绞痛发作，老年人除了知道随身携带速效救心丸外，还要了解怎样使用以及常规使用量等。此外，要反复强调正确服药的方法和意义。

1. 鼓励老年人首选非药物性措施

指导老年人如果能以其他方式缓解症状的，不要急于用药，如失眠、便秘和疼痛等，应先采用一些非药物性的干预措施。

2. 指导老年人不滥用非处方药

身体健康的老年人通常不需要服用滋补药、保健药、抗衰老药和维生素等。只要调节好日常生活作息，营养均衡，保持平衡的心态，就可达到健康长寿的目的。指导老年人不要轻信不良医药广告及"偏方秘方"，滋补药等需在医生的指导下服用。

3. 加强家属的安全用药知识教育

对老年人进行健康指导的同时，还需重视对其家属进行有关安全用药知识的教育，使他们能够正确协助和督促老年人用药，防止因用药不当引发意外。

知识链接

给药时间表如表2-4所示。

表2-4 给药时间表

给药时间	安排	给药时间	安排
每晨1次	6am	每2小时1次	6am, 8am, 10am, 12n, 2pm……
每日1次	8am	每3小时1次	6am, 9am, 12n, 3pm, 6pm……
每日2次	8am, 4pm	每4小时1次	8am, 12n, 4pm, 8pm, 12mn……
每日3次	8am, 12n, 4pm,	每6小时1次	8am, 2pm, 8pm, 2am
每日4次	8am, 12n, 4pm, 8pm	每晚1次	8pm

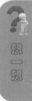

（1）日常如何指导患有高血压的老年人正确服药？

（2）患有糖尿病的老年人用药应注意什么？

（3）老年人用药后出现不良反应应该怎么办？

任务三
老年人常用给药法的技术护理

子任务1 协助老年人口服用药

口服用药是平时最常用、最方便、最经济、最安全、适用范围最广的用药方法。药物口服后经胃肠道吸收，从而达到局部或全身治疗的目的。然而，因口服用药吸收较慢且不规则，所以不适用于急救、意识不清、禁食、呕吐不止等患者。

案例导入

陈奶奶，75岁，患有高血压、冠心病20余年，肢体活动自如，生活基本能自理。她需要长期服用药物，如果你是她的护理员，应该如何协助陈奶奶正确服药？

一、操作目的

协助老年人遵照医嘱安全、准确服药，以达到减轻疾病症状、治疗疾病的目的，老年人口服用药如图2-2所示。

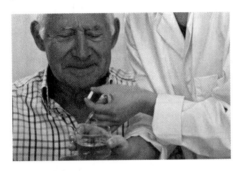

图2-2　老年人口服用药

二、协助老年人口服用药操作流程

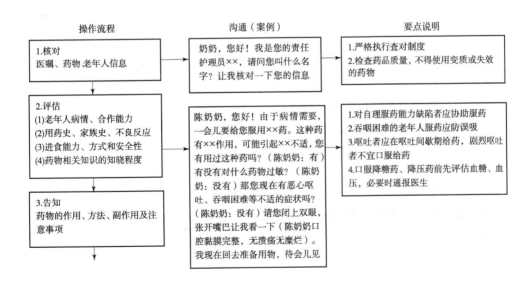

操作流程	沟通（案例）	要点说明
1.核对 医嘱、药物老年人信息	奶奶，您好！我是您的责任护理员××，请问您叫什么名字？让我核对一下您的信息	1.严格执行查对制度 2.检查药品质量，不得使用变质或失效的药物
2.评估 (1)老年人病情、合作能力 (2)用药史、家族史、不良反应 (3)进食能力、方式和安全性 (4)药物相关知识的知晓程度	陈奶奶，您好！由于病情需要，一会儿要给您服用××药。这种药有××作用，可能引起××不适，您有用过这种药吗？（陈奶奶：有）有没有对什么药物过敏？（陈奶奶：没有）那您现在有恶心呕吐、吞咽困难等不适的症状吗？（陈奶奶：没有）请您闭上双眼，张开嘴巴让我看一下（陈奶奶口腔黏膜完整，无溃疡无糜烂）。我现在回去准备用物，待会儿见	1.对自理服药能力缺陷者应协助服药 2.吞咽困难的老年人服药防误吸 3.呕吐者应在呕吐间歇期给药，剧烈呕吐者不宜口服给药 4.口服降糖药、降压药前先评估血糖、血压，必要时通报医生
3.告知 药物的作用、方法、副作用及注意事项		

4.准备
(1)操作者：洗手，戴口罩
(2)环境：营造无干扰的给药环境
(3)用物：药车、医嘱、药物、药杯、水壶（温度适宜的水）、水杯、弯盘、水温计
(4)老年人：合适的服药时机及服药体位

1.带鼻饲管或吞咽困难的老年人需将药片碾碎
2.避免用茶水送服药物
3.服药时机：健胃药饭前服用，助消化药及对胃黏膜有刺激的药物饭后服用，催眠药睡前服用，驱虫药空腹或半空腹服用等
4.服药体位：坐位或半卧位，带鼻饲管的老年人要抬高床头等

5.实施
(1)在规定的时间内携带医嘱、药物、温开水到病床旁
(2)再次核对
(3)给药
(4)协助老年人服药，并说明注意事项
(5)再次查对老年人信息，协助保持舒适体位
(6)整理：药杯做相应处理，清洁发药车（盘）

1.您好！请问您叫什么名字？请让我看一下您的手腕带
2.现在准备给您服药，请问您准备好温水了吗？（陈奶奶：准备好了）
3.您好！××药已经喂您服用完了，如有不舒服请及时按呼叫器，我会随时过来看您的，您先休息会儿

1.抗排斥药、抗凝药、精神镇静类等特殊药物，服药时间要精确
2.每位老年人的所有药物应一次取离药盘，以防错漏
3.确保服药到口，若陈奶奶不在或者因故暂不能服药，应将药物带回保管，适时再发或者交班
4.带鼻饲管的老年人应将碾碎的药物溶解后注入，再用少量温开水冲净胃管
5.如老年人对服药提出疑问，应重新核查
6.服用碘剂的老年人可将碘剂滴入食物中服用，确保剂量准确
7.注意服药后有无呕吐，若有则视情况补发药物
8.药杯做相应的处理，防止交叉感染

6.观察与记录
(1)发药完毕，消毒液擦洗双手，在口服药单上注明日期、时间，签全名
(2)注意观察用药后的效果及不良反应，并做好记录及交接班

如有异常，及时与医生联系，酌情处理

注意事项

　　老年人在服药的过程中，护理员要随时注意观察老年人用药的效果和不良反应。

　　1. 仔细核对医嘱和检查药物的质量

　　仔细检查药物的名称、剂量、服药时间、有效期。对标签不清、变色、发霉、粘连、有异味或超过有效期的药物严禁服用。

　　2. 按时服药

　　为了保持药物在体内维持时间的连续性和有效的血浓度，必须按时服药。健胃及增进食欲的药物宜在饭前服，对胃黏膜有刺激性的药物宜在饭后服。

　　3. 服药的剂量要准确

　　药物的剂量与疗效和毒性有密切的关系，所以服药剂量要严格遵医嘱执行。不能因老年人自己感觉好转或没有效果就自行减少剂量或加大剂量。如果老年人认为药物效果不明显或已经好转，应告知医生，由医生决定药物或

剂量的更换。不能因为忘记服药而将几次药量一次服进，这是很危险的。

取药时先要洗净双手，遵医嘱取出应服用的剂量，放入小杯或小勺内再服用。取水剂时要使用量杯，并将计量刻度对准视线；服油剂或滴剂时应在小杯或小勺内放入少量凉开水后，再将药滴入小杯内服用，以保证所服药量的准确性。

4. 服药的姿势要正确

一般服药的姿势采取站位、坐位或半卧位，平卧位服药容易发生误咽呛咳，并使药物进入胃内的速度减慢，影响药物的吸收。对卧床的老年人也尽可能地协助其采取坐位或半卧位服药，服药后 10～15 min 再躺下。

5. 服药时要多喝水

任何药物都要溶解于水中才容易吸收产生药效。服药前需先饮一口水以湿润口腔，服药中还需多喝水（不少于 100 mL），以防药物在胃内形成高浓度药效而刺激胃黏膜，尤其是不要将药片干吞咽下，这样可能使药片黏附在食管壁上或滞留在食管狭窄处。药物在食管存留时间过长，可刺激或腐蚀食道黏膜造成损伤。服药应用温开水，不要用茶水、咖啡、牛奶或酒类服药。服磺胺药、解热药更要注意多喝水，以防因尿量少而致磺胺结晶析出，引起肾小管阻，损害肾脏功能。服发汗药后多喝水是为了增强药物的疗效。

6. 及时告知用药情况

遵医嘱增加或停止某种药物，应及时告诉老年人，如老年人对服药提出疑问，应重新核查。

7. 服用特殊药物的注意事项

（1）服用铁剂、酸类的药对牙齿有损害，要用吸管服用，服后要漱口以免损害牙齿。

（2）强心苷类药物每次发药前必须测量老年人的心率和脉率。脉率低于 60 次/min 或心律不齐时，应暂停服用，并告知医生。

（3）止咳剂及口内溶化的药片，一般服用 15 min 后才可饮水。若同时服用多种药物，保护性止咳剂及口内溶化的药片应最后服。舌下含片应放于舌下待其融化。

（4）催眠药睡前服，驱虫药空腹或半空腹服。

（5）缓释片、肠溶片、胶囊吞服时不能嚼碎。

（6）老年人难以咽下的片剂可将其研细后加水调成糊状服用，不可将大片的药片掰成两半吃，这样容易造成食道损伤，尤其是患有肝硬化的老年人。另外，也不可将粉状的药物直接倒入口腔后用水冲服，以免药粉在食道发生阻塞。

（7）危重老年人应喂服，鼻饲老年人应将药物研碎溶解后，从胃管灌入。

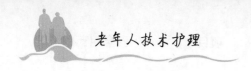

子任务2　为老年人进行雾化吸入给药的技术护理

雾化吸入给药技术是应用雾化装置将药液分散成细小的雾滴，形成气雾状喷出，使药物悬浮在气体中经鼻或口吸入呼吸道的治疗方法。吸入的药物不但对呼吸道局部产生作用，还可以通过肺部组织吸收而产生全身性治疗效果。雾化吸入给药具有疗效快、用药量小、不良反应较轻等优点，应用较广泛。常用的雾化吸入给药法有超声波雾化吸入给药法、氧气雾化吸入给药法等。

案例导入

李爷爷，72岁，患慢性阻塞性肺病10余年。今日受凉后出现咳嗽、咳痰、痰液黏稠不易咳出等症状。李爷爷入院治疗，遵医嘱给予雾化吸入给药治疗。如果你是他的护理员，应该如何给药呢？

一、雾化吸入的作用

（一）湿化气道

常用于呼吸道湿化不足、痰液黏稠、气道不畅者，也可作为气管切开术后常规治疗方法。

（二）控制或治疗呼吸道感染

消除炎症，减轻呼吸道黏膜水肿，稀释痰液，帮助祛痰。常用于患有咽喉炎、支气管扩张、肺炎、肺脓肿、肺结核的老年人。

（三）改善通气功能

解除支气管痉挛，保持呼吸道通畅。常用于患有支气管哮喘的老年人。

（四）预防呼吸道感染

常用于呼吸道损伤和胸部手术前后的老年人。

二、常用的雾化吸入方法

常用的雾化吸入方法和特点如表2-5所示。

表 2-5　常用的雾化吸入方法和特点

吸入方法	原理	特点
超声雾化吸入法	使用超声雾化吸入器（图 2-3），利用超声波声能将药液变成细微的气雾	雾量大小可以调节，雾滴小而均匀，直径小于 5 μm，感觉温暖舒适，治疗效果好，药液可被吸入终末细支气管和肺泡，是老年人最常用、效果最好的方法
氧气雾化吸入法	使用氧气雾化吸入器（图 2-4），利用高速氧气气流，使药液形成雾状	常应用于治疗咽喉炎、支气管炎、支气管扩张、支气管哮喘、肺炎等，该方法为老年人的常用方法
空气压缩雾化吸入法	使用空气压缩雾化吸入器（图 2-5），利用空气压缩泵的高压空气将药液雾化成细小的雾粒或微粒	气雾的直径小于 3 μm，使用方便，易于清洗消毒，适用于各个年龄段的老年人，治疗时间短，药物浪费少
手压式雾化吸入法	将药液放入手压式雾化吸入器（图 2-6）内的送雾器中，将其倒置，用拇指按压雾化器顶部时，药液便从喷嘴喷出	雾滴直径为 2.843 μm，喷出速度快，80% 的雾滴会直接喷洒到口腔及咽部黏膜吸收，操作简单、携带方便，老年人可自行使用

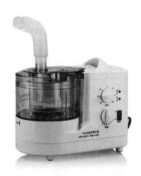

图 2-3　超声雾化吸入器

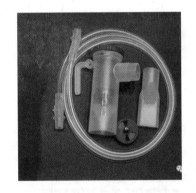

图 2-4　氧气雾化吸入器

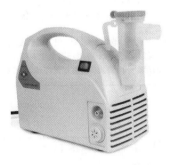

图 2-5　空气压缩雾化吸入器

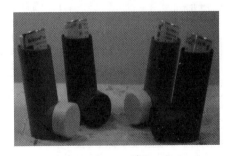

图 2-6　手压式雾化吸入器

三、常用的雾化吸入操作流程

(一) 超声雾化吸入法操作流程

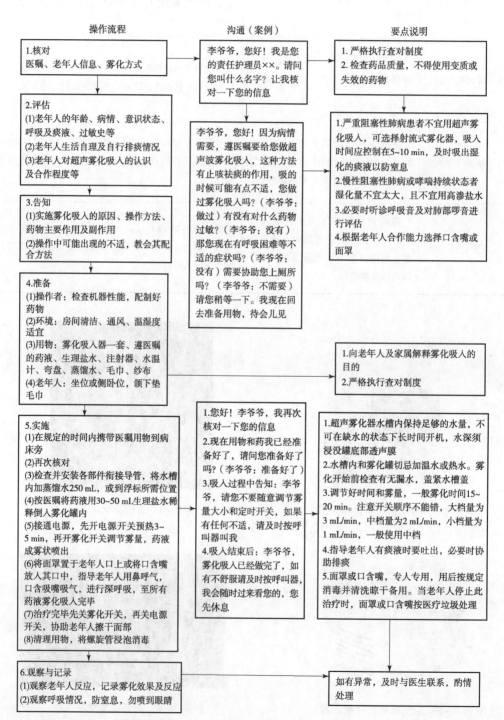

操作流程

1.核对
医嘱、老年人信息、雾化方式

2.评估
(1)老年人的年龄、病情、意识状态、呼吸及痰液、过敏史等
(2)老年人生活自理及自行排痰情况
(3)老年人对超声雾化吸入的认识及合作程度等

3.告知
(1)实施雾化吸入的原因、操作方法、药物主要作用及副作用
(2)操作中可能出现的不适，教会其配合方法

4.准备
(1)操作者：检查机器性能，配制好药物
(2)环境：房间清洁、通风、温湿度适宜
(3)用物：雾化吸入器一套、遵医嘱的药液、生理盐水、注射器、水温计、弯盘、蒸馏水、毛巾、纱布
(4)老年人：坐位或侧卧位，颌下垫毛巾

5.实施
(1)在规定的时间内携带医嘱用物到病床旁
(2)再次核对
(3)检查并安装各部件衔接导管，将水槽内加蒸馏水250 mL，或到浮标所需位置
(4)按医嘱将药液用30~50 mL生理盐水稀释倒入雾化罐内
(5)接通电源，先开电源开关预热3~5 min，再开雾化开关调节雾量，药液成雾状喷出
(6)将面罩置于老年人口上或将口含嘴放入其口中，指导老年人用鼻呼气，口含吸嘴吸气，进行深呼吸，至所有药液雾化吸入完毕
(7)治疗完毕先关雾化开关，再关电源开关，协助老年人擦干面部
(8)清理用物，将螺旋管浸泡消毒

6.观察与记录
(1)观察老年人反应，记录雾化效果及反应
(2)观察呼吸情况，防窒息，勿喷到眼睛

沟通（案例）

李爷爷，您好！我是您的责任护理员××。请问您叫什么名字？让我核对一下您的信息

李爷爷，您好！因为病情需要，遵医嘱要给您做超声波雾化吸入，这种方法有止咳祛痰的作用，吸的时候可能有点不适，您做过雾化吸入吗？（李爷爷：做过）有没有对什么药物过敏？（李爷爷：没有）那您现在有呼吸困难等不适的症状吗？（李爷爷：没有）需要协助您上厕所吗？（李爷爷：不需要）请您稍等一下。我现在回去准备用物，待会儿见

1.您好！李爷爷，我再次核对一下您的信息
2.现在用物和药我已经准备好了，请问您准备好了吗？（李爷爷：准备好了）
3.吸入过程中告知：李爷爷，请您不要随意调节雾量大小和定时开关，如果有任何不适，请及时按呼叫器叫我
4.吸入结束后：李爷爷，雾化吸入已经做完了，如有不舒服请及时按呼叫器，我会随时过来看您的，您先休息

要点说明

1.严格执行查对制度
2.检查药品质量，不得使用变质或失效的药物

1.严重阻塞性肺病患者不宜用超声雾化吸入，可选择射流式雾化器，吸入时间应控制在5~10 min，及时吸出湿化的痰液以防窒息
2.慢性阻塞性肺病或哮喘持续状态者湿化量不宜太大，且不宜用高渗盐水
3.必要时听诊呼吸音及对肺部啰音进行评估
4.根据老年人合作能力选择口含嘴或面罩

1.向老年人及家属解释雾化吸入的目的
2.严格执行查对制度

1.超声雾化器水槽内保持足够的水量，不可在缺水的状态下长时间开机，水深须浸没罐底部透声膜
2.水槽内和雾化罐切忌加温水或热水。雾化开始前检查有无漏水，盖紧水槽盖
3.调节好时间和雾量，一般雾化时间15~20 min。注意开关顺序不能错，大档量为3 mL/min，中档量为2 mL/min，小档量为1 mL/min，一般使用中档
4.指导老年人有痰液时要吐出，必要时协助排痰
5.面罩或口含嘴，专人专用，用后按规定消毒并清洗晾干备用。当老年人停止此治疗时，面罩或口含嘴按医疗垃圾处理

如有异常，及时与医生联系，酌情处理

（二）氧化雾化吸入法操作流程

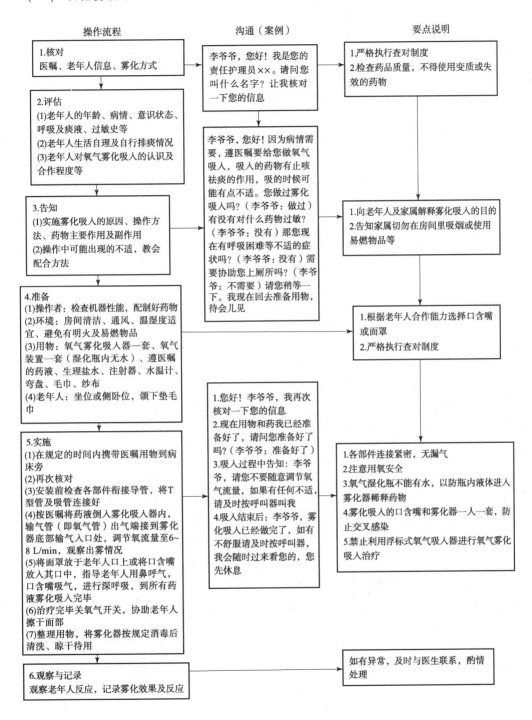

操作流程　　　　　　　沟通（案例）　　　　　　　要点说明

1.核对
医嘱、老年人信息、雾化方式

2.评估
(1)老年人的年龄、病情、意识状态、呼吸及痰液、过敏史等
(2)老年人生活自理及自行排痰情况
(3)老年人对氧气雾化吸入的认识及合作程度等

3.告知
(1)实施雾化吸入的原因、操作方法、药物主要作用及副作用
(2)操作中可能出现的不适，教会配合方法

4.准备
(1)操作者：检查机器性能，配制好药物
(2)环境：房间清洁、通风、温湿度适宜、避免有明火及易燃物品
(3)用物：氧气雾化吸入器一套、氧气装置一套（湿化瓶内无水）、遵医嘱的药液、生理盐水、注射器、水温计、弯盘、毛巾、纱布
(4)老年人：坐位或侧卧位，颌下垫毛巾

5.实施
(1)在规定的时间内携带医嘱用物到病床旁
(2)再次核对
(3)安装前检查各部件衔接导管，将T型管及吸管连接好
(4)按医嘱将药液倒入雾化吸入器内，输气管（即氧气管）出气端接到雾化器底部输气入口处，调节氧流量至6~8 L/min，观察出雾情况
(5)将面罩放于老年人口上或将口含嘴放入其口中，指导老年人用鼻呼气，口含嘴吸气，进行深呼吸，到所有药液雾化吸入完毕
(6)治疗完毕关氧气开关，协助老年人擦干面部
(7)整理用物，将雾化器按规定消毒后清洗、晾干待用

6.观察与记录
观察老年人反应，记录雾化效果及反应

李爷爷，您好！我是您的责任护理员××。请问您叫什么名字？让我核对一下您的信息

李爷爷，您好！因为病情需要，遵医嘱要给您做氧气吸入，吸入的药物有止咳祛痰的作用，吸的时候可能有点不适。您做过雾化吸入吗？（李爷爷：做过）有没有对什么药物过敏？（李爷爷：没有）那您现在有呼吸困难等不适的症状吗？（李爷爷：没有）需要协助您上厕所吗？（李爷爷：不需要）请您稍等一下。我现在回去准备用物，待会儿见

1.您好！李爷爷，我再次核对一下您的信息
2.现在用物和药我已经准备好了，请问您准备好了吗？（李爷爷：准备好了）
3.吸入过程中告知：李爷爷，请您不要随意调节氧气流量，如果有任何不适，请及时按呼叫器叫我
4.吸入结束后：李爷爷，雾化吸入已经做完了，如有不舒服请及时按呼叫器，我会随时过来看您的，您先休息

1.严格执行查对制度
2.检查药品质量，不得使用变质或失效的药物

1.向老年人及家属解释雾化吸入的目的
2.告知家属切勿在房间里吸烟或使用易燃物品等

1.根据老年人合作能力选择口含嘴或面罩
2.严格执行查对制度

1.各部件连接紧密，无漏气
2.注意用氧安全
3.氧气湿化瓶不能有水，以防瓶内液体进入雾化器稀释药物
4.雾化吸入的口含嘴和雾化器一人一套，防止交叉感染
5.禁止利用浮标式氧气吸入器进行氧气雾化吸入治疗

如有异常，及时与医生联系，酌情处理

（三）空气压缩雾化吸入法操作流程

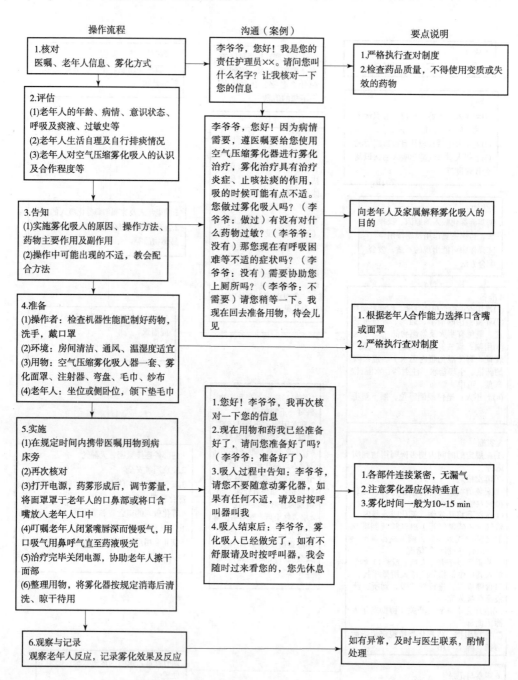

操作流程	沟通（案例）	要点说明
1.核对 医嘱、老年人信息、雾化方式	李爷爷，您好！我是您的责任护理员××。请问您叫什么名字？让我核对一下您的信息	1.严格执行查对制度 2.检查药品质量，不得使用变质或失效的药物
2.评估 (1)老年人的年龄、病情、意识状态、呼吸及痰液、过敏史等 (2)老年人生活自理及自行排痰情况 (3)老年人对空气压缩雾化吸入的认识及合作程度等	李爷爷，您好！因为病情需要，遵医嘱要给您使用空气压缩雾化器进行雾化治疗，雾化治疗具有治疗炎症、止咳祛痰的作用，吸的时候可能有点不适。您做过雾化吸入吗？（李爷爷：做过）有没有对什么药物过敏？（李爷爷：没有）那您现在有呼吸困难等不适的症状吗？（李爷爷：没有）需要协助您上厕所吗？（李爷爷：不需要）请您稍等一下。我现在回去准备用物，待会儿见	
3.告知 (1)实施雾化吸入的原因、操作方法、药物主要作用及副作用 (2)操作中可能出现的不适，教会配合方法		向老年人及家属解释雾化吸入的目的
4.准备 (1)操作者：检查机器性能配制好药物，洗手、戴口罩 (2)环境：房间清洁、通风、温湿度适宜 (3)用物：空气压缩雾化吸入器一套、雾化面罩、注射器、弯盘、毛巾、纱布 (4)老年人：坐位或侧卧位，颌下垫毛巾		1.根据老年人合作能力选择口含嘴或面罩 2.严格执行查对制度
5.实施 (1)在规定时间内携带医嘱用物到病床旁 (2)再次核对 (3)打开电源，药雾形成后，调节雾量，将面罩罩于老年人的口鼻部或将口含嘴放入老年人口中 (4)叮嘱老年人闭紧嘴唇深而慢吸气，用口吸气用鼻呼气直至药液吸完 (5)治疗完毕关闭电源，协助老年人擦干面部 (6)整理用物，将雾化器按规定消毒后清洗、晾干待用	1.您好！李爷爷，我再次核对一下您的信息 2.现在用物和药我已经准备好了，请问您准备好了吗？（李爷爷：准备好了） 3.吸入过程中告知：李爷爷，请您不要随意动雾化器，如果有任何不适，请及时按呼叫器叫我 4.吸入结束后：李爷爷，雾化吸入已经做完了，如有不舒服请及时按呼叫器，我会随时过来看您的，您先休息	1.各部件连接紧密，无漏气 2.注意雾化器应保持垂直 3.雾化时间一般为10~15 min
6.观察与记录 观察老年人反应，记录雾化效果及反应		如有异常，及时与医生联系，酌情处理

（四） 手压式雾化吸入法操作流程

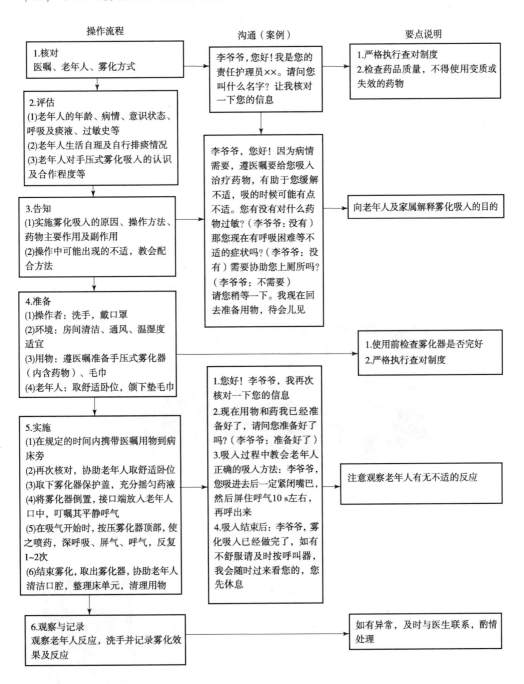

操作流程

1.核对
医嘱、老年人、雾化方式

2.评估
(1)老年人的年龄、病情、意识状态、呼吸及痰液、过敏史等
(2)老年人生活自理及自行排痰情况
(3)老年人对手压式雾化吸入的认识及合作程度等

3.告知
(1)实施雾化吸入的原因、操作方法、药物主要作用及副作用
(2)操作中可能出现的不适，教会配合方法

4.准备
(1)操作者：洗手、戴口罩
(2)环境：房间清洁、通风、温湿度适宜
(3)用物：遵医嘱准备手压式雾化器（内含药物）、毛巾
(4)老年人：取舒适卧位，颌下垫毛巾

5.实施
(1)在规定的时间内携带医嘱用物到病床旁
(2)再次核对，协助老年人取舒适卧位
(3)取下雾化器保护盖，充分摇匀药液
(4)将雾化器倒置，接口端放入老年人口中，叮嘱其平静呼气
(5)在吸气开始时，按压雾化器顶部，使之喷药，深呼吸、屏气、呼气，反复1~2次
(6)结束雾化，取出雾化器，协助老年人清洁口腔，整理床单元，清理用物

6.观察与记录
观察老年人反应，洗手并记录雾化效果及反应

沟通（案例）

李爷爷，您好！我是您的责任护理员××。请问您叫什么名字？让我核对一下您的信息

李爷爷，您好！因为病情需要，遵医嘱要给您吸入治疗药物，有助于您缓解不适，吸的时候可能有点不适。您有没有对什么药物过敏？（李爷爷：没有）那您现在有呼吸困难等不适的症状吗？（李爷爷：没有）需要协助您上厕所吗？（李爷爷：不需要）请您稍等一下。我现在回去准备用物，待会儿见

1.您好！李爷爷，我再次核对一下您的信息
2.现在用物和药我已经准备好了，请问您准备好了吗？（李爷爷：准备好了）
3.吸入过程中教会老年人正确的吸入方法：李爷爷，您吸进去后一定紧闭嘴巴，然后屏住呼气10 s左右，再呼出来
4.吸入结束后：李爷爷，雾化吸入已经做完了，如有不舒服请及时按呼叫器，我会随时过来看您的，您先休息

要点说明

1.严格执行查对制度
2.检查药品质量，不得使用变质或失效的药物

向老年人及家属解释雾化吸入的目的

1.使用前检查雾化器是否完好
2.严格执行查对制度

注意观察老年人有无不适的反应

如有异常，及时与医生联系，酌情处理

子任务3 为老年人进行眼、耳、鼻滴药的技术护理

一、滴药技术

滴药技术是指将药物滴入某些体腔内产生治疗效果的给药技术。常见的滴药技术有：滴眼药法、滴耳药法、滴鼻药法。

二、常用的外用滴药剂使用方法

（一）滴眼剂

由于有很多种不同类型的滴眼剂，其具体的作用不同，针对的疾病类型也不同。滴眼剂主要有治疗感染、杀菌、抗病毒、抗真菌、降低眼内压、滋润眼睛等作用。主要分两种剂型：眼药水［图2-7（a）］和眼药膏［2-7（b）］。

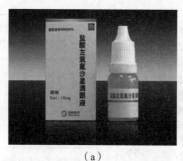 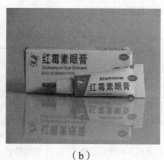

（a） （b）

图2-7 滴眼剂

（a）眼药水；（b）眼药膏

滴眼剂的使用方法：清洁双手，将头部后仰，眼向上望，用食指轻轻将下眼睑拉开成一袋状。将药液从眼角侧滴入眼袋内，一次滴1~2滴。滴药时应距眼睑2~3 cm，勿使滴管口触及眼睑或睫毛，以免污染。滴后轻轻闭眼1~2 min，用药棉或纸巾擦拭流溢在眼外的药液，用手指轻轻按压眼内眦，以防药液分流降低眼内局部药物浓度及药液经鼻泪管流入口腔而引起不适。

（二）滴耳剂

滴耳剂（图2-8）主要用于治疗耳道感染或疾病。如果耳聋或耳道不通，不宜应用。耳膜穿孔者也不要使用滴耳剂。

滴耳剂的使用方法：将滴耳剂用手捂热使其接近体温。头部微向一侧，患耳朝上，抓住耳垂轻轻拉向后上方使耳道变直，

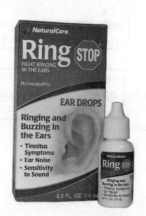

图2-8 滴耳剂

一般一次滴入 5~10 滴，一日 2 次，或参阅药品说明书的剂量。滴入后稍事休息 5 min，更换另一只耳；滴耳后用少许药棉塞住耳道，注意观察滴耳后是否有刺痛或烧灼感；连续用药 3 天患耳仍然疼痛，应停止用药，及时去医院就诊。

（三）滴鼻剂

滴鼻剂主要是通过鼻内给药治疗鼻部疾病，药液可直接接触鼻黏膜，充分发挥药效。鼻内给药操作简单、吸收好。滴鼻剂常用剂型有滴剂［图 2-9（a）］和喷雾剂［图 2-9（b）］。

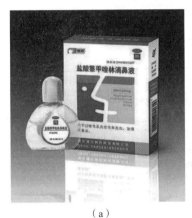 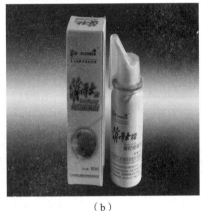

（a）　　　　　　　　　　　（b）

图 2-9　滴鼻剂

（a）滴剂；（b）喷雾剂

使用方法：滴药前先将鼻涕等分泌物排出，如果鼻腔内有干痂，应先用干净棉签蘸温盐水浸软、取出并擦拭干净后再滴药。滴药前，头尽量向后仰，先吸气再滴药，使药液尽量到达较深部位，充分发挥药效，通常每次滴药 2~3 滴，注意瓶壁不要碰到鼻黏膜，滴药后仰卧 1~2 min 再坐起，如果药液流入口腔可将其吐出并漱口。

三、老年人常用滴药操作技术

（一）为老年人滴眼药的技术

案例导入

王奶奶，72 岁，近期右眼患结膜炎，护理员遵医嘱要对王奶奶的患眼用药。如果你是她的护理员，应该如何协助王奶奶正确用药呢？

1. 操作目的

将眼药水或眼药膏滴入结膜囊，以达到杀菌、收敛、散瞳、缩瞳等治疗或诊断检查的目的。操作方法如图 2-10 所示。

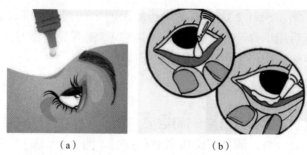

（a）　　　　　　　　　　　　　　（b）

图 2-10　滴眼药技术

（a）滴眼药水技术；（b）滴眼药膏技术

2. 为老年人滴眼药的操作流程

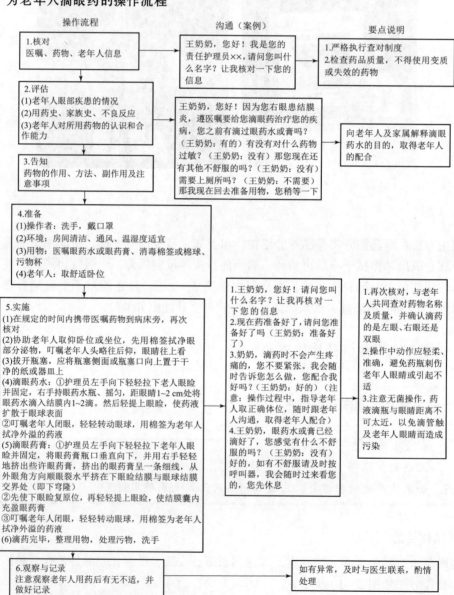

操作流程

1.核对
医嘱、药物、老年人信息

2.评估
(1)老年人眼部疾患的情况
(2)用药史、家族史、不良反应
(3)老年人对所用药物的认识和合作能力

3.告知
药物的作用、方法、副作用及注意事项

4.准备
(1)操作者：洗手，戴口罩
(2)环境：房间清洁、通风、温湿度适宜
(3)用物：医嘱眼药水或眼药膏、消毒棉签或棉球、污物杯
(4)老年人：取舒适卧位

5.实施
(1)在规定的时间内携带医嘱药物到病床旁，再次核对
(2)协助老年人取仰卧位或坐位，先用棉签拭净眼部分泌物，叮嘱老年人头略往后仰，眼睛往上看
(3)拔开瓶塞，应将瓶塞侧面或瓶塞口向上置于干净的纸张或器皿上
(4)滴眼药水：①护理员左手向下轻轻拉下老人眼睑并固定，右手持眼药水瓶、摇匀，距眼睛1~2 cm处将眼药水滴入结膜内1~2滴。然后轻提上眼睑，使药液扩散于眼球表面
②叮嘱老年人闭眼，轻轻转动眼球，用棉签为老年人拭净外溢的药液
(5)滴眼药膏：①护理员左手向下轻轻拉下老年人眼睑并固定，将眼药膏瓶口垂直向下，并用右手轻轻地挤出些许眼药膏，挤出的眼药膏呈一条细线，从外眼角方向顺眼裂水平挤在下眼睑结膜与眼球结膜交界处（即下穹隆）
②先使下眼睑复原位，再轻轻提上眼睑，使结膜囊内充盈眼药膏
③叮嘱老年人闭眼，轻轻转动眼球，用棉签为老年人拭净外溢的药液
(6)滴药完毕，整理用物，处理污物，洗手

6.观察与记录
注意观察老年人用药后有无不适，并做好记录

沟通（案例）

王奶奶，您好！我是您的责任护理员××，请问您叫什么名字？让我核对一下您的信息

王奶奶，您好！因为您右眼患结膜炎，遵医嘱要给您滴眼药治疗您的疾病，您之前有滴过眼药水或膏吗？（王奶奶：有的）有没有对什么药物过敏？（王奶奶：没有）那您现在还有其他不舒服的吗？（王奶奶：没有）需要上厕所吗？（王奶奶：不需要）那我现在回去准备用物，您稍等一下

1.王奶奶，您好！请问您叫什么名字？让我再核对一下您的信息
2.现在药准备好了，请问您准备好了吗？（王奶奶：准备好了）
3.奶奶，滴药时不会产生疼痛的，您不要紧张。我会随时告诉您怎么做，您配合我好吗？（王奶奶：好的）（注意：操作过程中，指导老年人取正确体位，随时跟老年人沟通，取得老年人配合）
4.王奶奶，眼药水或膏已经滴好了，您感觉有什么不舒服的吗？（王奶奶：没有）好的，如有不舒服请及时按呼叫器，我会随时过来看您的，您先休息

如有异常，及时与医生联系，酌情处理

要点说明

1.严格执行查对制度
2.检查药品质量，不得使用变质或失效的药物

向老年人及家属解释滴眼药水的目的，取得老年人的配合

1.再次核对，与老年人共同查对药物名称及质量，并确认滴药的是左眼、右眼还是双眼
2.操作中动作应轻柔、准确，避免药瓶刺伤老年人眼睛或引起不适
3.注意无菌操作，药液药瓶与眼睛距离不可太近，以免滴管触及老年人眼睛而造成污染

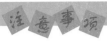注意事项

（1）若同时使用两种药液，宜间隔 10 min。

（2）若使用阿托品、毒扁豆碱、毛果芸香碱等毒性药液，滴后应用棉球压迫泪囊区 2~3 min，以免药液经泪道流入泪囊和鼻腔，经黏膜吸收后引起中毒反应。

（3）一般先滴右眼后滴左眼，以免用错药。若左眼病较轻，应先左后右，以免交叉感染。角膜有溃疡或眼部有外伤、眼球手术后，滴药后不可压迫眼球，也不可拉高上眼睑，最好使用一次性滴眼剂。

（4）若眼内分泌物过多，应先清理分泌物，再滴入或涂敷药液，否则会影响疗效。

（5）滴眼剂不宜多次打开使用，连续应用 1 个月不应再用，若药液出现浑浊或变色时，切勿再用。

（6）白天宜用眼药水滴眼，反复多次使用；临睡前应用眼药膏涂敷，这样附着眼壁时间长，有利于保持夜间的局部药物浓度。

（二）为老年人滴耳药的技术

案例导入

郑爷爷，68 岁，今日因左耳朵疼痛去医院就诊，诊断为左耳急性化脓性中耳炎，护理员遵医嘱对郑爷爷患耳用药。如果你是他的护理员，应该如何协助郑爷爷正确用药？

1. 操作目的

将药液滴入耳道，以达到清洁耳道和消炎治疗等作用。操作方法如图 2-11 所示。

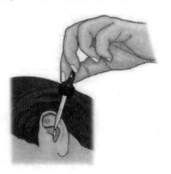
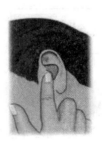

图 2-11　滴耳药技术

2. 为老年人滴耳药的操作流程

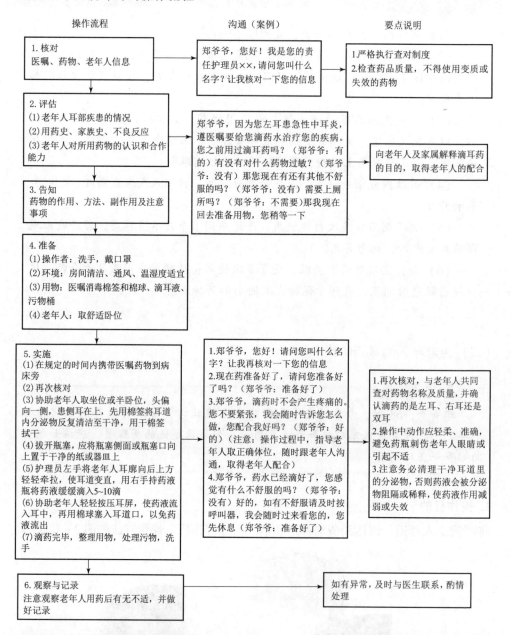

操作流程

1. 核对
医嘱、药物、老年人信息

2. 评估
(1) 老年人耳部疾患的情况
(2) 用药史、家族史、不良反应
(3) 老年人对所用药物的认识和合作能力

3. 告知
药物的作用、方法、副作用及注意事项

4. 准备
(1) 操作者：洗手，戴口罩
(2) 环境：房间清洁、通风、温湿度适宜
(3) 用物：医嘱消毒棉签和棉球、滴耳液、污物桶
(4) 老年人：取舒适卧位

5. 实施
(1) 在规定的时间内携带医嘱药物到病床旁
(2) 再次核对
(3) 协助老年人取坐位或半卧位，头偏向一侧，患侧耳在上，先用棉签将耳道内分泌物反复清洁至干净，用干棉签拭干
(4) 拔开瓶塞，应将瓶塞侧面或瓶塞口向上置于干净的纸或器皿上
(5) 护理员左手将老年人耳廓向后上方轻轻牵拉，使耳道变直，用右手持药液瓶将药液缓缓滴入5~10滴
(6) 协助老年人轻轻按压耳屏，使药液流入耳中，再用棉球塞入耳道口，以免药液流出
(7) 滴药完毕，整理用物，处理污物，洗手

6. 观察与记录
注意观察老年人用药后有无不适，并做好记录

沟通（案例）

郑爷爷，您好！我是您的责任护理员××，请问您叫什么名字？让我核对一下您的信息

郑爷爷，因为您左耳患急性中耳炎，遵医嘱要给您滴药水治疗您的疾病。您之前用过滴耳药吗？（郑爷爷：有的）有没有对什么药物过敏？（郑爷爷：没有）那您现在有还有其他不舒服的吗？（郑爷爷：没有）需要上厕所吗？（郑爷爷：不需要）那我现在回去准备用物，您稍等一下

1. 郑爷爷，您好！请问您叫什么名字？让我再核对一下您的信息
2. 现在药准备好了，请问您准备好了吗？（郑爷爷：准备好了）
3. 郑爷爷，滴药时不会产生疼痛的。您不要紧张，我会随时告诉您怎么做，您配合我好吗？（郑爷爷：好的）（注意：操作过程中，指导老年人取正确体位，随时跟老年人沟通，取得老年人配合）
4. 郑爷爷，药水已经滴好了，您感觉有什么不舒服的吗？（郑爷爷：没有）好的，如有不舒服请及时按呼叫器，我会随时过来看您的，您先休息（郑爷爷：准备好了）

要点说明

1. 严格执行查对制度
2. 检查药品质量，不得使用变质或失效的药物

向老年人及家属解释滴耳药的目的，取得老年人的配合

1. 再次核对，与老年人共同查对药物名称及质量，并确认滴药的是左耳、右耳还是双耳
2. 操作中动作应轻柔、准确，避免药瓶刺伤老年人眼睛或引起不适
3. 注意务必清理干净耳道里的分泌物，否则药液会被分泌物阻隔或稀释，使药液作用减弱或失效

如有异常，及时与医生联系，酌情处理

（1）滴药后叮嘱老年人保持体位1~2 min，以利于药物吸收。

（2）老年人有耳聋、耳道不通或耳膜穿孔等症状，应通知医生，确认是否使用滴耳剂。

(三) 为老年人滴鼻药的技术

案例导入

武爷爷，75 岁，患有慢性鼻窦炎，近期急性发作，护理员遵医嘱要对武爷爷使用药物治疗。如果你是他的护理员，应该如何为武爷爷正确用药？

1. 操作目的

治疗鼻窦炎、额窦炎、上颌窦炎等炎症，减少分泌物，减轻鼻塞等症状。操作方法如图 2 - 12 所示。

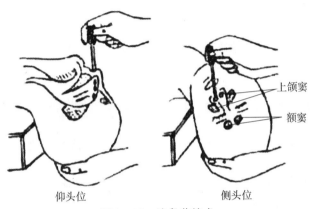

仰头位　　　　　　　　　　侧头位

图 2 - 12　滴鼻药技术

2. 为老年人滴鼻药的操作流程

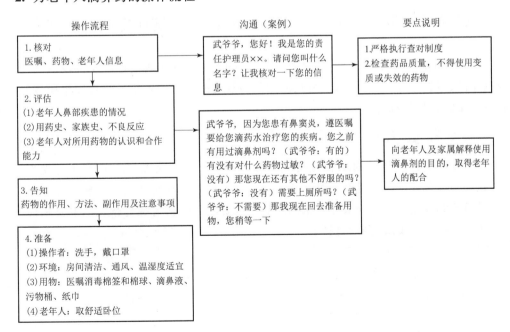

操作流程

1. 核对
医嘱、药物、老年人信息

2. 评估
(1) 老年人鼻部疾患的情况
(2) 用药史、家族史、不良反应
(3) 老年人对所用药物的认识和合作能力

3. 告知
药物的作用、方法、副作用及注意事项

4. 准备
(1) 操作者：洗手，戴口罩
(2) 环境：房间清洁、通风、温湿度适宜
(3) 用物：医嘱消毒棉签和棉球、滴鼻液、污物桶、纸巾
(4) 老年人：取舒适卧位

沟通（案例）

武爷爷，您好！我是您的责任护理员××。请问您叫什么名字？让我核对一下您的信息

武爷爷，因为您患有鼻窦炎，遵医嘱要给您滴药水治疗您的疾病。您之前有用过滴鼻剂吗？（武爷爷：有的）有没有对什么药物过敏？（武爷爷：没有）那您现在还有其他不舒服的吗？（武爷爷：没有）需要上厕所吗？（武爷爷：不需要）那我现在回去准备用物，您稍等一下

要点说明

1. 严格执行查对制度
2. 检查药品质量，不得使用变质或失效的药物

向老年人及家属解释使用滴鼻剂的目的，取得老年人的配合

5.实施
(1)在规定的时间内携带医嘱药物到病床旁
(2)再次核对
(3)护理员先协助老年人将鼻涕等分泌物排出,并擦拭干净
(4)协助老年人取平卧位,头尽量向后仰,叮嘱老年人先吸气,然后滴入药液2~3滴
(5)滴药后,护理员用手轻轻揉按老年人的鼻翼两侧,使药液能均匀地渗入鼻黏膜上
(6)滴药完毕,协助老年人取舒适体位,整理用物,处理污物,洗手

1.武爷爷,您好!请问您叫什么名字?让我再核对一下您的信息
2.现在药准备好了,请问您准备好了吗(武爷爷:准备好了)
3.武爷爷,滴药时不会产生疼痛,您不要紧张,我会随时告诉您怎么做。您配合我好吗?(武爷爷:好的)
(注意:操作过程中,指导老年人取正确体位,随时跟老年人沟通,取得老年人配合)
4.武爷爷,药水已经滴好了,您感觉有什么不舒服的吗?(武爷爷:没有)
好的,若有不舒服请及时按呼叫器,我会随时过来看您的,您先休息

1.再次核对,与老年人共同查对药物名称及质量,并确认滴药的是左鼻腔、右鼻腔还是双鼻腔
2.操作中动作应轻柔、准确
3.注意滴药时,滴鼻剂瓶口不要碰到鼻黏膜,以免造成污染

6.观察与记录
注意观察老年人用药后有无不适,并做好记录

如有异常,及时与医生联系,酌情处理

注意事项

（1）如果老年人鼻腔内有干痂,应先用温盐水清洗浸泡,等待干痂变软后取出再滴药。

（2）滴药后保持仰卧位 $1\sim2$ min,以利于药物吸收。如果药液流入口中,可叮嘱老年人将其吐出。

子任务4　为I度压疮老年人使用乙醇预防压疮的技术护理

压疮是长期卧床的老年人或有躯体移动障碍的老年人易出现的最严重的皮肤问题,具有发病率高、病程发展快、难以治愈及治愈后易复发的特点。老年人是否发生压疮已经成为护理质量的评价指标之一。

张奶奶,75岁,因脑梗死造成下肢瘫痪,大小便失禁。今日查房时发现张奶奶骶尾部皮肤出现红、肿、麻木等症状,触及有痛感,按压皮肤时颜色短时间不能恢复正常。如果你是张奶奶的护理员,应如何对她的情况采取正确的护理措施,防止压疮的恶化?

一、压疮的概念

压疮是身体局部组织长期受压,造成局部组织血液循环障碍,持续缺血、缺氧,营养

缺乏，致使皮肤失去正常功能而导致的组织破损和坏死。

压疮本身并不是原发疾病，大多是由于其他原发病没能得到很好地护理而造成的皮肤损伤。一旦发生压疮，不仅给老年人带来痛苦，加重病情及延长疾病康复的时间，严重时还会因继发感染引起败血症而危及生命。因此，必须加强老年人皮肤护理，预防和减少压疮的发生。

二、压疮发生的原因

压疮的形成是一个复杂的病理过程，是局部和全身因素综合作用引起的皮肤组织的变形和坏死，发生的原因如表 2 - 6 所示。压疮发生的力学因素示意如图 2 - 13 所示。

表 2 - 6 压疮发生的原因

因素	具体内容
力学因素	造成压疮的力学机制中，有垂直压力、剪切力和摩擦力（图 2 - 13）。这三个力共同作用，导致皮肤因受压、缺血、缺氧、营养障碍、抵抗力下降而出现红、肿、水泡，进一步发展为破溃。 1. 压力：垂直压力是造成压疮的最主要因素。局部组织持续受压，可导致毛细血管血液循环障碍，造成组织缺氧，引起组织损害，导致压疮的发生。多见于长时间不改变体位者，如长期卧床、长时间坐轮椅的患者。 2. 摩擦力：患者在床上活动或搬运患者时，皮肤受到床单和衣服表面的逆行阻力摩擦，易损伤皮肤角质层。当皮肤被擦伤后，再受到汗渍、尿液、粪便等的浸渍时，更易发生压疮。 3. 剪切力：剪切力是两层组织相邻表面间的滑行，产生进行性的相对移动所引起，由摩擦力和压力相加而成。剪切力与体位的关系极为密切，如患者平卧时抬高床头可使身体下滑，产生剪切力，使皮肤血液循环障碍，发生压疮
局部潮湿或排泄物刺激	皮肤经常受到汗液、尿液及各种渗出引流液等物质的刺激变得潮湿，因被软化而抵抗力下降，削弱了皮肤的屏障作用；尿液和粪便中化学物质的刺激使皮肤酸碱度发生改变，致使表皮角质层的保护能力下降，皮肤组织破溃，且容易继发感染。此外，皮肤潮湿会增加摩擦力，进而加重皮肤损伤
营养状况	营养状况是影响压疮形成的重要因素。全身出现营养障碍时，营养摄入不足，蛋白质合成减少，出现负氮平衡，皮下脂肪减少，肌肉萎缩。一旦受压，骨隆突处皮肤要承受外界压力和骨隆突本身对皮肤的挤压力，受压处因缺乏肌肉和脂肪组织保护而容易引起血液循环障碍，出现压疮。过度肥胖者卧床时体重对皮肤的压力较大，因而更容易发生压疮
年龄	老年人因老化过程导致皮肤在解剖结构、生理功能及免疫功能等方面均出现衰退现象，表现为皮肤松弛、干燥、缺乏弹性，皮下脂肪萎缩、变薄，皮肤抵抗力下降，对外部环境反应迟钝，皮肤血流速度下降且血管脆性增加，最终导致皮肤易损性增加

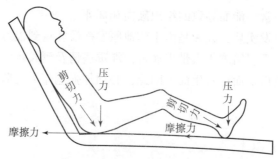

图 2－13 压疮发生的力学因素示意

 知识链接

不同体位易发生压疮的部位如图 2－14 所示。

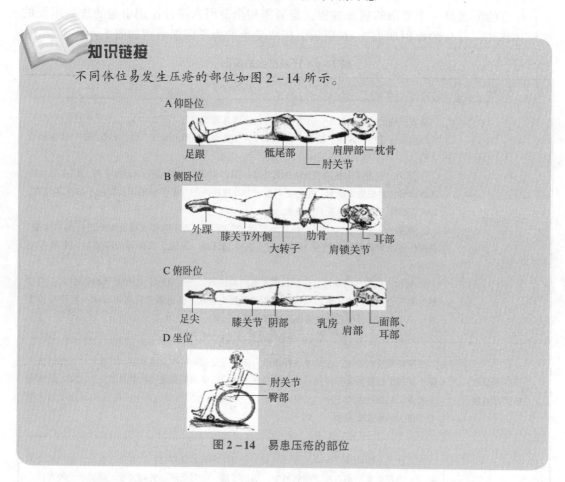

图 2－14 易患压疮的部位

三、压疮的分期与护理

根据压疮创面的严重程度和侵害深度，可将压疮分期，如图 2－15 所示。压疮主要采取局部治疗为主、全身治疗为辅的综合性治疗措施。

全身治疗主要包括积极治疗原发病、补充营养和进行全身抗感染治疗等。同时加强心理护理，消除不良心境，促进身体早日康复。

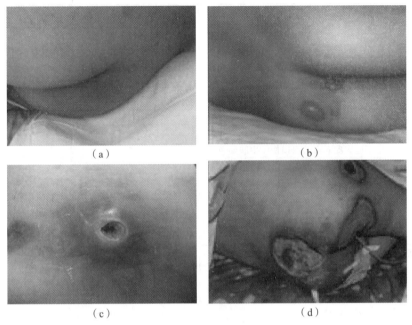

图 2 - 15　压疮分期

(a) Ⅰ期：淤血红润期；(b) Ⅱ期：炎性浸润期；(c) Ⅲ期：浅度溃疡期；(d) Ⅳ期：坏死溃疡期

　　局部治疗与护理评估，测量并记录压疮的部位、大小（长、宽、深）、创面组织形态、渗出液、有无潜行或窦道、伤口边缘及周围皮肤状况等，对压疮的发展进行动态监测，根据压疮分期的不同和伤口情况采取针对性的治疗和护理措施。具体分期和护理措施如表 2 - 7 所示。

表 2 - 7　压疮分期和护理措施

分期	临床表现	护理措施
Ⅰ期压疮	皮肤完整、发红，与周围皮肤界限清楚，压之不褪色，伴疼痛、皮温变化，常局限于骨隆突处	此期护理的重点是去除致病原因，防止压疮继续发展。除加强压疮预防措施外，局部可使用半透膜敷料或水胶体敷料加以保护。不提倡局部皮肤按摩，防止造成进一步伤害
Ⅱ期压疮	部分表皮缺损，皮肤浅表溃疡，基底红、无结痂；也可为完整或破溃的充血性水疱	此期护理的重点是保护皮肤，预防感染。除继续加强上述措施以避免损伤继续发展外，应注意对出现压疮的皮肤进行护理。未破的小水疱应尽量减少摩擦，防止水疱破裂、感染，使其自行吸收；大水疱可协助护士在无菌操作下用无菌注射器抽出疱内液体，局部消毒后再用无菌敷料包扎
Ⅲ期压疮	全层皮肤缺失，但骨、肌腱或肌肉尚未暴露，可有潜行和窦道	此期护理的重点为清洁伤口，处理伤口渗出液，促进肉芽组织生长，并预防和控制感染

续表

分期	临床表现	护理措施
Ⅳ期压疮	全层皮肤缺失，伴骨、肌腱或肌肉外露，局部可有坏死组织或焦痂，通常有潜行和窦道	此期除继续加强浅度溃疡期的治疗和护理措施外，采取清创术清除焦痂和腐肉，处理伤口潜行和窦道以减少无效腔，并保护暴露的骨骼、肌腱和肌肉
可疑深部组织损伤	皮肤完整，但由于压力或剪切力造成皮下软组织损伤，皮肤颜色改变，呈紫色或褐红色，或出现充血性水疱，可伴疼痛、硬块；肤色较深部位，深部组织损伤难以检出，须在完成清创后方能准确分期	对无法判断的压疮和怀疑深层组织损伤的压疮需进一步全面评估，采取必要的清创措施，根据组织损伤程度选择相应的护理方法。对深达骨质、保守治疗不佳或久治不愈的压疮可采取外科手术治疗
难以分期的压疮	全层皮肤缺失，但溃疡基底部覆有腐痂和（或）痂皮。需在腐痂或痂皮充分去除后方能确定真正的深度和分期	

四、压疮的预防

预防压疮的关键在于加强管理，消除危险因素。

（一）评估

积极评估是预防压疮的关键。评估内容包括压疮发生的危险因素，如意识状态、营养状况、肢体活动能力、自理能力、排泄情况及合作程度等和易患部位，可制作"压疮风险评估表"（表2-8）进行动态评估。

表2-8 压疮风险评估表

身体状况		精神状态		活动能力		灵活程度		失禁程度	
良好	4	思维敏捷	4	可以走动	4	行动自如	4	无失禁	4
一般	3	无动于衷	3	需协助	3	轻微受限	3	偶尔失禁	3
不好	2	不合逻辑	2	坐轮椅	2	非常受限	2	经常失禁	2
极差	1	昏迷	1	卧床	1	不能活动	1	二便失禁	1

（二）避免局部组织长期受压

1. 经常变换卧位，间歇性解除局部组织承受的压力

经常翻身是长期卧床的老年人最简单且有效地解除压力的方法。翻身的时间间隔视老年人实际情况及局部受压处皮肤状况而定，一般每 2 h 翻身 1 次，必要时每 30 min 翻身 1 次。变换体位的同时，应观察受压部位的皮肤情况，适当给予按摩。

2. 保护骨隆突处和支持身体空隙处

协助老年人变换卧位后，可采用软枕或表面支撑性产品垫于身体空隙处，使支撑面积加大，压力分散并受力均匀，从而减少骨隆突处所承受的压力，保护骨隆突处皮肤。

3. 应用减压敷料

根据老年人的实际情况，选择减压敷料敷于压疮好发部位以局部减压，如可选择泡沫类敷料或水胶体类敷料，裁剪后固定于骨隆突处。

4. 应用减压床垫

应根据老年人的具体情况及减压床垫的适用范围，及时、恰当地应用气垫床、水床等全身减压设备以分散压力，预防压疮发生。但应指出的是，尽管采用全身或局部减压装置，仍须经常为老年人更换卧位。因为即使较小的压力，如果压迫时间过长，也可阻碍局部血液循环，导致组织损伤。

（三）避免或减少摩擦力和剪切力的作用

为避免剪切力的产生，老年人需采取有效体位。半卧位时，如无特殊禁忌，床头抬高≤30°，为防止身体下滑，可在足底部放置一木垫，并屈膝 30°，于腘窝下垫软枕。长期坐轮椅的老年人，应保持正确坐姿，尽量坐直并紧靠椅背，必要时垫软枕；两膝关节屈90°，双足平放于踏板，可适当给予约束，防止身体下滑。此外，保持床单和被褥清洁、平整、无碎屑，避免皮肤与床单、衣服皱褶、碎屑产生摩擦而损伤皮肤。

（四）保护老年人皮肤，避免局部不良刺激

保持老年人皮肤和床单的清洁干燥、避免不良刺激是预防压疮的重要措施。

（五）促进皮肤血液循环

长期卧床的老年人，应每日进行主动或被动的全范围关节运动练习，以维持关节活动性和肌肉张力，促进肢体血液循环，减少压疮发生。施行温水浴，在清洁皮肤的同时可促进皮肤血液循环。老年人在变换体位后，对局部受压部位进行适当按摩，可以改善该部位血液循环，预防压疮发生。但需要注意的是，对于因受压而出现反应性充血的皮肤组织则不主张按摩，因为此时软组织已受到损伤，实施按摩可造成深部组织损伤。

（六）改善机体营养状况

营养不良既是导致压疮发生的原因之一，也是直接影响压疮进展和愈合的因素。因此，在情况允许的情况下，应给予压疮高危人群高热量、高蛋白及高维生素饮食，保证正氮平衡，增强机体抵抗力和组织修复能力，并促进创面愈合。

（七）实施健康教育

确保老年人和家属的知情权，使他们了解自身皮肤状态及压疮的危害，指导他们掌握预防压疮的知识和技能，如营养知识、减压装置的选择、翻身技巧及皮肤清洁技巧等，从而鼓励老年人及家属有效参与或独立采取预防压疮的措施。

五、为 I 度压疮老年人使用乙醇预防压疮的技术护理

（一）操作目的

保持皮肤清洁、完整，促进血液循环，预防受压部位出现压疮或者压疮恶化，尽可能使原有皮肤损害得到改善或痊愈。为压疮老年人护理如图 2 – 16 所示。

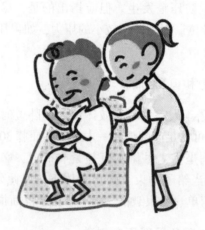

图 2 – 16　为压疮老年人护理

（二）为 I 度压疮老年人护理操作流程

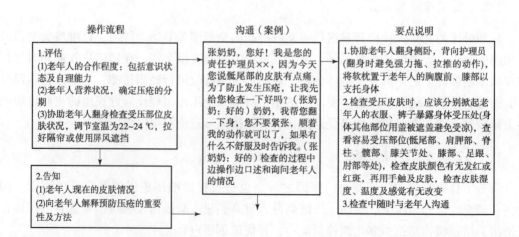

操作流程	沟通（案例）	要点说明
1.评估 (1)老年人的合作程度：包括意识状态及自理能力 (2)老年人营养状况，确定压疮的分期 (3)协助老年人翻身检查受压部位皮肤状况，调节室温为22~24℃，拉好隔帘或使用屏风遮挡 2.告知 (1)老年人现在的皮肤情况 (2)向老年人解释预防压疮的重要性及方法	张奶奶，您好！我是您的责任护理员××，因为今天您说骶尾部的皮肤有点痛，为了防止发生压疮，让我先给您检查一下好吗？（张奶奶：好的）奶奶，我帮您翻一下身，您不要紧张，顺着我的动作就可以了，如果有什么不舒服及时告诉我。（张奶奶：好的）检查的过程中边操作边口述和询问老年人的情况	1.协助老年人翻身侧卧，背向护理员(翻身时避免强力拖、拉推的动作)，将软枕置于老年人的胸腹前、膝部以支托身体 2.检查受压皮肤时，应该分别掀起老年人的衣服、裤子暴露身体受压处(身体其他部位用盖被遮盖避免受凉)，查看容易受压部位(骶尾部、肩胛部、脊柱、髋部、膝关节处、膝部、足跟、肘部等处)，检查皮肤颜色有无发红或红斑，再用手触及皮肤，检查皮肤湿度、温度及感觉有无改变 3.检查中随时与老年人沟通

3.准备
(1)操作者：着装整洁、洗手、戴口罩
(2)环境：清洁、屏风遮挡
(3)用物：50%乙醇、快速手消毒液、脸盆、温水、小毛巾、大浴巾、床刷、床刷套、软枕2个及医疗垃圾桶，必要时备大单、被套、枕套、建立预防压疮翻身卡、笔、纱布
(4)老年人：取舒适卧位，病情稳定

张奶奶，根据刚才我检查的情况和您描述的情况，您的骶尾部皮肤状况有点差，但是，您不要担心，从今天起我们会好好为您进行护理，防止压疮的发生，很快您就会恢复的，等会儿我用温水给您擦擦身体，再帮您按摩一下，我去准备了，马上回来

4.实施
(1)携物品至老年人床旁，再次跟老年人沟通
(2)将浴巾铺垫于老年人身下，用湿热毛巾清洁皮肤污渍、汗渍，用清水清洁压疮处
(3)清洁完以后，护理员两手掌涂少许50%乙醇，对老年人背部及受压处进行适当地按摩
(4)协助老年人整理衣服，使其平整无褶，扫净床铺上的碎屑
(5)将软枕垫于老年人背部、腿下及两膝之间用海绵垫衬垫，按老年人的要求帮助其调整好卧位，整理床铺被褥
(6)整理用物，洗手

1.您好！张奶奶，我准备好了，现在可以帮您擦身了吗？（张奶奶：好的，可以）好的，我现在先帮您翻身，有什么不舒服的随时告诉我（张奶奶：好的）
2.张奶奶，我帮您擦完身体了，现在帮您按摩一下，可以促进血液循环
3.张奶奶，现在按摩完了，我帮您调整一下姿势，让您更舒服一点
4.张奶奶，现在已经弄完了，等会儿我再过来看您，有什么需要随时按呼叫器叫我，好吗？您现在先休息一会儿

1.发生Ⅰ期压疮需用清水清洁，尽量不用肥皂清洁皮肤
2.操作中随时观察和询问老年人有无不适

5.观察与记录
记录老年人皮肤的情况、翻身时间、皮肤受压程度

如有异常，及时与医生联系，酌情处理

📖 **知识链接**

常用的预防压疮垫

1. 压疮垫圈（图2-17）

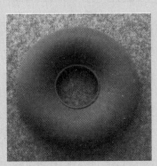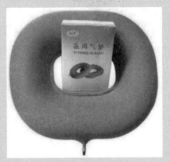

图2-17 压疮垫圈

2. 压疮手踝脚踝垫（图2-18）

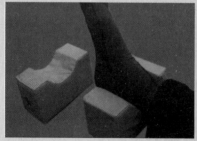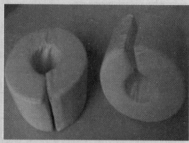

图2-18　压疮手踝脚踝垫

3. 下肢垫和翻身垫（图2-19）

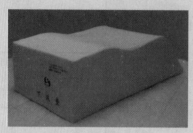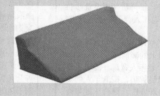

图2-19　下肢垫和翻身垫

4. 防压疮气垫床垫（图2-20）

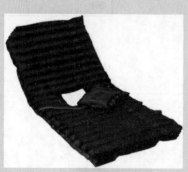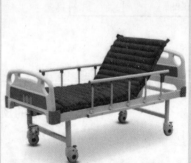

图2-20　防压疮气垫床垫

项目三 老年人身体状况的观察

【知识目标】

◇ 了解老年人身体状况观察的目的、要求与内容
◇ 熟悉生命体征的正常范围及测量方法
◇ 掌握神经系统的观察方法
◇ 了解各种疼痛的部位、程度及观察方法
◇ 熟悉常见管路的观察方法

【能力目标】

◇ 掌握有效沟通的方法和老年人的心理特点
◇ 同小组成员讨论观察结果，综合分析老年人身体状况

【素质目标】

◇ 培养以人为本的工作理念，敬老爱老
◇ 与小组成员分享学习经验，以团队协作的形式讨论观察老年人身体状况的方法

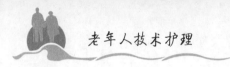

【思维导图】

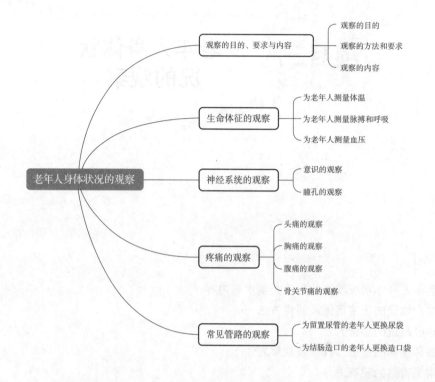

		观察的目的
	观察的目的、要求与内容	观察的方法和要求
		观察的内容

任务一
观察的目的、要求与内容

案例导入

王奶奶，70岁，患有糖尿病30年。王奶奶入住养老机构时，你作为她的护理员，应观察并记录她的哪些情况呢？

一、观察的目的

人体由于年龄的增长，机体生理性衰退是老化的自然规律。老年人由于机体老化和慢性疾病的影响，衰老与疾病共存，既存在生理问题，也存在心理问题，所以老年人的身体状况非常复杂。在日常的护理工作中为了能根据老年人的整体状况提供更好的服务，需要密切观察老年人的生理及心理变化，这是养老护理员必备的技能之一。

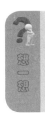

（1）如何观察老年人情绪的变化？
（2）如何帮助新入住养老院的老年人消除不适应感？

二、观察的方法和要求

（一）观察的方法

观察老年人的方法如图 3-1 所示。

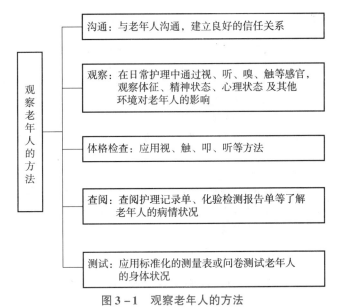

沟通：与老年人沟通，建立良好的信任关系

观察：在日常护理中通过视、听、嗅、触等感官，观察体征、精神状态、心理状态及其他环境对老年人的影响

体格检查：应用视、触、叩、听等方法

查阅：查阅护理记录单、化验检测报告单等了解老年人的病情状况

测试：应用标准化的测量表或问卷测试老年人的身体状况

图 3-1 观察老年人的方法

（二）观察的要求

（1）养老护理员应具有高度的责任心，具备丰富的专业知识和沟通技巧。
（2）养老护理员要足够细致准确地观察老年人身心的各种变化，获取正确的观察结果。
（3）准确记录观察结果，并做好交接班工作。

三、观察的内容

（一）老年人身体机能的观察

老年人由于身体机能生理性的老化，身体状况日渐衰退，疾病和老年慢性病开始出现，各器官系统发生变化。老年人身体机能变化的表现如表 3-1 所示。

表3-1　老年人身体机能变化的表现

器官系统	具体表现
呼吸系统	气管、支气管黏膜萎缩和退化，纤毛运动功能下降，分泌物增加，细菌、病毒等微生物易于繁殖，气管、支气管、肺等呼吸系统器官易于感染，从而引发肺源性心脏病，使老年人的生存质量下降，甚至威胁生命
运动系统	骨质中有机成分和蛋白质逐渐减少，骨质疏松，身高下降
消化系统	牙齿松动，甚至脱落，咀嚼功能下降，容易出现吞咽困难；口腔中味蕾减少，味觉减退，进食中出现食之无味的现象；胃黏膜分泌作用下降，保护作用减退，容易受到胃酸和胃蛋白酶的侵蚀，从而发生胃溃疡、胃出血等情况
循环系统	心肌、心脏瓣膜退行性变，使心输出量下降，心功能降低，容易发生心肌缺血、心律失常等症状，使全身的器官组织血液不足，从而出现头晕头痛、全身乏力等情况
泌尿系统	肾小动脉硬化，血流量减少，使肾小球的滤过功能降低，肾小管的重吸收功能降低，容易出现尿量异常、电解质异常，从而影响全身的功能
生殖系统	老年男性由于睾丸的退行性变化，会出现性功能下降、前列腺增生或肥大和更年期的相应表现；老年女性内分泌变化，雌性激素分泌异常，从而出现月经不调、排卵不规律甚至停经、闭经等症状，在45~55岁，更容易出现头晕、眼花、失眠、焦虑、易激动、记忆力下降等更年期的症状
内分泌系统	脑垂体、甲状腺、胸腺、肾上腺、胰腺、性腺等内分泌器官出现功能减退，内分泌功能下降，相应的激素分泌水平下降，使身体的免疫功能降低，罹患糖尿病、骨质疏松、类风湿关节炎等疾病的风险增高
神经系统	随着年龄的增长，大脑退行性变化，脑细胞减少，脑组织萎缩，脊髓的运动神经变性、周围神经纤维变性，从而出现健忘、思维和语言能力下降、运动障碍、情绪变化等症状
感觉系统	感觉器官中，眼眶内脂肪减少，结膜脂肪浸润，晶状体弹性降低、硬化，出现老花眼、白内障、玻璃体浑浊、眼睛干涩、眼泪分泌减少等症状
免疫系统	骨髓含量减少，胸腺、免疫器官萎缩，使老年人更容易出现免疫防御功能下降、免疫细胞保护功能下降等情况

（二）饮食与营养的观察

　　饮食与营养是维持机体正常生理功能、生长发育和新陈代谢等生命活动的基本条件。食物中的营养素包括蛋白质、脂肪、碳水化合物、维生素、矿物质、纤维素、水。这七大营养素经消化道吸收之后，人体生长发育、生理活动、维持体温、组织的修复等需要的物质得到满足。老年人由于机体的生理性老化，影响了营养素的吸收，导致机体的营养不良，从而降低了对细菌、病毒等致病微生物的抵抗力。饮食与营养的观察要点如表3-2所示。

表 3 - 2　饮食与营养的观察要点

项目	具体内容
饮食状态的观察	在老年人的进食过程中，注意观察其食欲、食量、饮水量，有无厌食、吞咽困难、噎食窒息及治疗饮食的情况
营养状况的观察	良好：皮肤光泽、弹性良好、黏膜红润，皮下脂肪丰满而有弹性，肌肉丰满结实，指甲、毛发润泽，肋间隙及锁骨上窝深浅适中。 不良：皮肤黏膜干燥、弹性降低，皮下脂肪菲薄，肌肉松弛无力，指甲粗糙无光泽，毛发稀疏，肋间隙、锁骨上窝凹陷，肩胛骨和髋骨棱角突出。 中等：介于良好和不良之间

（三）面容与表情的观察

身体健康的老年人神态自若，表情自然；而患病的老年人由于病痛常常会出现特征性病态面容。常见的老年人病态面容如表 3 - 3 所示。

表 3 - 3　常见的病态面容

项目	具体内容
急性面容	表现为面色潮红，兴奋不安，鼻翼煽动，呼吸急促，表情痛苦。常见于大叶性肺炎等
慢性病容	表现为面色苍白，面容憔悴，目光暗淡，精神萎靡。常见于慢性消耗性疾病，如恶性肿瘤、结核病等
病危面容	表现为面容枯槁，面色铅灰或苍白，表情淡漠，双目无神，眼眶凹陷。常见于濒死状态
甲状腺功能亢进面容	表现为面容惊愕，眼球突出，眼裂增宽，目光闪烁，表情兴奋，常见于甲状腺功能亢进症
二尖瓣面容	表现为面色晦暗，两颊紫红，口唇发绀。常见于风湿性心脏病、二尖瓣狭窄
水肿面容	表现为面色苍黄，颜面水肿，目光呆滞，反应迟钝，毛发稀疏。常见于严重心脏病、低蛋白血症等
满月面容	表现为面圆如满月，皮肤发红，有痤疮生长，女性常有胡须，男性乳房发育。常见于长期应用糖皮质激素者

（四）视力、听力与语言的观察

老年人由于眼内脂肪减少，眼球松弛内陷，角膜失去光泽和透明度，结膜脂肪浸润，晶状体弹性下降，玻璃体浑浊，视力会有所下降，并出现眼干眼涩、白内障、青光眼等病症。

老年人由于听觉细胞减少，鼓膜退行性变化，会出现双耳或单耳的进行性听力下降，甚至老年性耳聋。

老年人的语言功能是大脑功能状态的表现，由语言中枢支配。老年人由于年龄的增大，脑细胞变性坏死，容易出现健忘、思维敏捷性降低、语言能力下降等症状。如脑血管意外导致神经中枢受损，可引起发音含糊不清或失语等症状。

（五）姿势、体位与步态的观察

姿势为老年人疾病、心理、生理状态的外在表现。如焦虑、情绪低落会萎靡不振、含胸弯腰；脊柱畸形会引起背部不能维持直立状态；急性胰腺炎、胃十二指肠出血引起的腹痛会有弯腰、按腹、拒绝触碰等表现。

体位又称卧位，是指老年人休息和适应医疗护理需要所采取的卧床姿势。体位包括三种：自主体位、被动体位、被迫体位。常见体位如表 3-4 所示。

表 3-4　常见体位

体位	特点	常见疾病
自主体位	身体不受疾病限制，活动自如	症状较轻的疾病
被动体位	不能自己变换体位而处于被安置的卧位	昏迷、身体极度衰弱、意识障碍等
被迫体位	有变换体位的能力，由于疾病的原因被迫采取的体位	呼吸困难、心力衰竭、急性腹痛等

步态是指走路的姿态。儿童蹦跳活泼，青壮年矫健稳重，老年人小步缓慢都属正常步态。当老年人罹患某些疾病时，会出现步态的异常变化，如表 3-5 所示。

表 3-5　异常步态

步态	特点	常见疾病
蹒跚步态	行走时步履蹒跚，左右摇摆	佝偻病、骨关节病
醉酒步态	行走时重心不稳，步态紊乱如醉酒状态	小脑疾病、酒精中毒
慌张步态	走路小步急行，身体前倾，难于止步之态	帕金森病
共济失调步态	走路时脚抬高，落地快，目光往下看，两脚的间距很宽，否则身体倾斜欲倒，闭目时，身体不能保持平衡	小脑或脊髓病变
跨阈步态	行走时必须抬高下肢才能起步	腓总神经麻痹

（六）皮肤与黏膜的观察

皮肤和黏膜本身的疾病很多，许多疾病在病程中也可伴随多种皮肤病变和反应，可视诊、配合触诊或刮取鳞屑。皮肤黏膜会有局部或全身的病变，包括颜色、湿度、弹性、渗出、皮下出血、水肿、溃疡、脱屑、压疮等症状。如贫血老年人皮肤苍白；肝胆疾病的老年人常出现皮肤和巩膜黄染；造血系统疾病老年人常出现皮肤黏膜出血点、紫癜、瘀斑等；严重缺氧的老年人常出现口唇、指端发绀；肾脏疾病的老年人常出现全身水肿等。

（七）睡眠与心理状况的观察

观察老年人的睡眠情况，如入睡状态、睡眠时间、觉醒次数等。老年人心理状态的变化受生理疾病、性格、社会因素、家庭因素等影响较大，有时候变化微小，不易观察。但容易出现焦虑、抑郁、烦躁、冷漠、情绪不能控制、敏感多疑、不安、孤僻、古怪、自卑等情况。

（八）排泄的观察

老年人消化、泌尿或其他器官系统病变会引起排泄的异常，注意观察排便、排尿活动以及粪便、尿液性质的异常。

正常人排便活动自然、无痛苦、无障碍、受意识控制，老年人异常排便活动的观察如表3-6所示。

表3-6 异常排便活动的观察

排便活动	症状体征	常见疾病
便秘	腹痛腹胀、消化不良、粪便干硬	饮水量不足、低纤维素饮食、滥用缓泻剂
腹泻	腹痛、肠痉挛、粪便不成形或成水样便	肠道感染、食物过敏
排便失禁	不自主地排出粪便	瘫痪、消化道疾患
粪便嵌塞	腹部胀痛，有排便冲动却不能排出粪便	便秘未及时解除
肠胀气	腹部胀满、腹部膨隆、嗝逆	肠蠕动减少、肠道梗阻

正常人每天排便1~3次，便量100~300 g，粪便成肠形，软便、黄褐色，气味随膳食种类不同而不同，腹部无胀气。粪便性质和性状异常可提示某些病变，异常粪便性质的观察如表3-7所示。

表3-7 异常粪便性质的观察

性质	异常情况	常见疾病
次数	>3次/天或<3次/周	消化不良、急性肠炎
形状	扁条型或带状	肠道部分梗阻、直肠狭窄
硬度	坚硬呈栗子样 稀便或水样便	便秘 腹泻、急性肠炎、消化不良
颜色	白陶土色 黑色 柏油样便 暗红色血便 粪便表面粘有鲜红色血液 果酱样便 米泔水样 暗绿色	胆道梗阻 摄入动物血或铁剂 上消化道出血 下消化道出血 痔疮出血、肛裂 肠套叠、阿米巴痢疾 霍乱 摄入大量绿叶蔬菜
气味	恶臭 酸臭 腐臭 腥臭	严重腹泻 消化吸收不良 下消化道出血、恶性肿瘤 上消化道出血

正常人排尿每天 3~5 次，夜间 0~1 次，每次尿量 200~400 mL，24 h 尿量为 1 000~2 000 mL，异常排尿活动的观察如表 3-8 所示。

表 3-8　异常排尿活动的观察

性质	异常情况	常见疾病
次数	多尿：24 h 尿液超过 2 500 mL 少尿：24 h < 400 mL 或 1 h < 17 mL 无尿：24 h < 100 mL 或 12 h 无尿	大量饮水、糖尿病、尿崩症 心脏衰竭、肾脏衰竭、休克 严重休克、急性肾衰竭
尿潴留	尿液存在膀胱内不能自主排出	前列腺肥大、肿瘤压迫、神经抑制
尿失禁	排尿不受意识控制自主排出	昏迷、截瘫、括约肌张力降低
膀胱刺激征	尿频、尿急、尿痛症状，常伴有血尿	泌尿系统感染

正常尿液呈淡黄色，弱酸性，比重在 1.015~1.025，新鲜尿液透明，放置后可出现絮状沉淀。异常尿液性质常提示某种疾病，异常尿液性质的观察如表 3-9 所示。

表 3-9　异常尿液性质的观察

性质	异常情况	常见疾病
颜色	血尿：洗肉水色 血红蛋白尿：酱油色 胆红素尿：深黄色或黄褐色 乳糜尿：乳白色	急性肾小球肾炎、输尿管结石 血型不合的输血、恶性疟疾 阻塞性黄疸、肝细胞性黄疸 丝虫病
透明度	尿盐析出：冷却尿液浑浊，加热尿液澄清 脓尿：新鲜尿液白色絮状浑浊	尿盐含量高 感染
酸碱反应	尿液呈强酸性 尿液呈强碱性	酸中毒 严重呕吐
比重	尿比重常在 1.010 左右	肾功能严重障碍
气味	新鲜尿液氨臭味 烂苹果味	泌尿道感染 糖尿病酮症酸中毒

（九）体味的观察

老年人身体散发出某种异常的气味，常提示我们患有某种疾病。如呼吸烂苹果味提示糖尿病酮症酸中毒；酒味提示酒精中毒；刺激性大蒜味提示有机磷农药中毒；患有尿毒症的老年人身体散发氨味。

任务二
生命体征的观察

生命体征包括体温、脉搏、呼吸和血压。生命体征是机体内在活动的客观反映，也是衡量身体状况的重要指标。通过对生命体征的测量与观察，可以掌握老年人机体的生理状态，了解重要脏器的功能，并可以预测疾病的发生、发展及转归，为预防、诊断、治疗和护理提供依据。

案例导入

王爷爷，84岁，在养老机构居住已有2年，患脑梗死10余年，卧床2年。某天夜间王爷爷突然烦躁不安，大喊大叫。如果你是他的护理员，应该如何处理？应该如何为王爷爷测量生命体征？

子任务1　为老年人测量体温

一、体温的观察

体温是人体内部的温度，通过体表的测量，可以反应体温的变化。体温的正常范围如表3-10所示。

表3-10　体温的正常范围

测温方法	正常范围/℃	平均值/℃
腋温	36.0~37.0	36.5
口温	36.3~37.2	37
肛温	36.5~37.7	37.5

（一）生理性变化

不同人群正常体温略有差异，常会受到昼夜变化、年龄、性别、活动、药物、疾病用药、情绪变化、环境温度等的影响。

（二）异常体温

1. 体温过高

体温的高低能够反映发热的程度，如表 3 – 11 所示。

表 3 – 11　发热程度

发热程度	范围/℃
低热	37.3 ~ 38.0
中等度热	38.1 ~ 39.0
高热	39.1 ~ 41.0
超高热	41.0 以上

2. 体温过低

体温低于 35 ℃，常见于休克、重度营养不良、极度衰竭的老年人，提示病情危重。

二、为老年人测量体温

（一）操作目的

（1）判断体温有无异常，能动态观察体温变化。
（2）为诊断、治疗和护理提供帮助。

（二）测量体温的常用工具和使用方法

1. 水银体温计

此种体温计是由装有汞的真空毛细玻璃管制成。玻璃壁上标有刻度，管的一端为贮汞槽，当贮汞槽受热后，汞膨胀沿毛细管上升，其上升的高度与受热程度成正比，在毛细管和贮汞槽之间有一凹陷，防止汞柱遇冷时下降，故可通过玻璃管的刻度值推测体温。水银体温计分口表、肛表和腋表三种。水银体温计如图 3 – 2（a）所示。

2. 电子体温计

此种体温计由电子感温器及显示器等部件组成，采用电子感温探头来测量体温，测得的温度可直接由数字显示器显示。为适应不同需要，有笔式、奶嘴式等种类。使用时，将探头插入塑胶护套中置于测量部位，当体温计发出蜂鸣声，再持续 3 s 后，即可读取所显示的体温值，塑胶护套为一次性使用，用毕按一次性用物处理。电子体温计如图 3 – 2（b）所示。

3. 红外测温仪

红外测温的原理是用红外透镜组成光学系统，将被测目标辐射的红外线汇集在高灵敏的红外探测器上，再对探测器输出的电信号放大、处理、校准成被测目标的温度值。红外体温仪具有非接触、快速测温、减少传染概率的优点，但受体表下血液循环及周围环境导热状况的影响极大。因耳道深部的温度接近人体深部温度且受影响因素少，故耳道红外测温仪较体表测温仪准确率高。红外测温仪如图 3 – 2（c）所示。

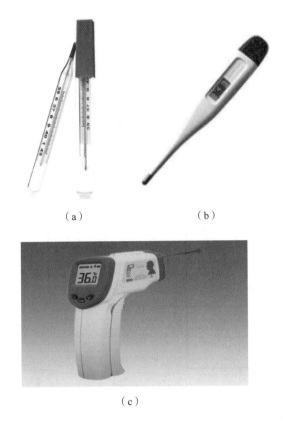

（a）　　　　　　　　（b）

（c）

图3-2 体温计

（a）水银体温计；（b）电子体温计；（c）红外测温仪

（三）为老年人测量体温的操作流程

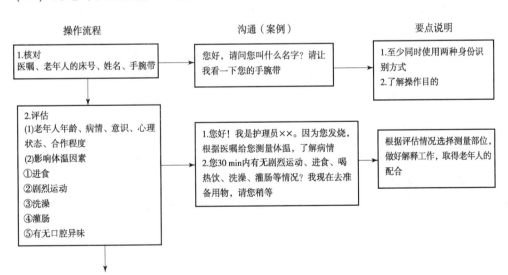

操作流程	沟通（案例）	要点说明
1.核对 医嘱、老年人的床号、姓名、手腕带	您好，请问您叫什么名字？请让我看一下您的手腕带	1.至少同时使用两种身份识别方式 2.了解操作目的
2.评估 (1)老年人年龄、病情、意识、心理状态、合作程度 (2)影响体温因素 ①进食 ②剧烈运动 ③洗澡 ④灌肠 ⑤有无口腔异味	1.您好！我是护理员××。因为您发烧，根据医嘱给您测量体温，了解病情 2.您30 min内有无剧烈运动、进食、喝热饮、洗澡、灌肠等情况？我现在去准备用物，请您稍等	根据评估情况选择测量部位，做好解释工作，取得老年人的配合

3.准备
(1)操作者:洗手,戴口罩
(2)用物:体温计、消毒纱布、弯盘、秒表、记录本、笔,如测肛温另准备润滑油、棉签、卫生纸
(3)体位:采取舒适体位
(4)环境:安静、整洁,光线充足

4.实施
(1)备齐用物,携至患者床旁,再次进行核对
(2)根据老年人情况选择合适的测量部位,如测量肛温,取侧卧、俯卧或屈膝仰卧位
(3)测量温度
①测量口腔温度:将口表放置于舌下热窝,嘱咐老年人勿咬体温计,用鼻呼吸,测量10 min
②测量腋温:擦干汗液,将腋表水银端放于腋窝处,指导老年人夹紧体温计,紧贴皮肤,屈臂过胸,测量10 min
③测量肛温:润滑肛表水银端,轻轻插入肛门3~4 cm。注意扶持固定肛表,测量3 min
(4)检测记录:擦净体温计,正确读数,记录(测量肛温时擦净肛门)
(5)整理消毒
①整理衣被,协助老年人取舒适体位
②告知老年人测量结果,感谢配合
③将体温计浸泡于盛有消毒液的容器中
(6)洗手记录

1.您好,现在给您测量体温,请您配合一下
2.测量体温过程中有什么不舒服的请立即告诉我
3.体温测量完了,请您好好休息吧!如果需要帮助,请告诉我们,我们会及时来看您的

1.测量体温前,应认真清点体温计数量,并检查体温计是否完好,水银柱是否在35 ℃以下
2.昏迷、精神异常、口腔疾患、口鼻手术、张口呼吸者不宜测量口温。进食或面颊部冷敷、热敷后,应间隔30 min方可测量口温
3.腋下有伤口、手术、炎症,腋下出汗较多、极度消瘦者不宜测量腋温
4.直肠或肛门手术、腹泻、心肌梗死者不宜测量肛温

5.观察与记录
(1)老年人测温方式、体温
(2)操作时间和操作者姓名

1.老年人或家属对护理员的解释和操作满意
2.异常体温及时告知医生、护士
3.记录准确

注意事项

(1)测量体温前,应认真清点体温计数量,并检查体温计是否完好,水银柱是否在35 ℃以下。

(2)昏迷、精神异常、口腔疾患、口鼻手术、张口呼吸者不宜测量口温。进食或面颊部冷敷、热敷后,应间隔30 min方可测量口温。

(3)腋下有伤口、手术、炎症,腋下出汗较多、极度消瘦者不宜测量腋温。

(4)直肠或肛门手术、腹泻、心肌梗死者不宜测量肛温。

(5)若老年人不慎咬破体温计,应首先清理玻璃碎屑,再口服粗纤维食物促进汞的排出。

(6)严格消毒体温计,以免交叉感染,有传染病的老年人应一人一支体温计,固定使用。

水银体温计不小心打碎了怎么办?

水银是一种常温下的液态金属,具有一定的挥发性,并且对机体有一定的致毒作用。当水银体温计破碎后,溢出的水银会造成相应的空气污染,使空气当中汞蒸气的浓度超标。当人体吸入后,会导致急性中毒或慢性中毒的发生。体温计破碎后正确的处置方式,主要是尽可能地降低空气中汞蒸气的浓度,比如在密闭的空间内水银体温计碎裂以后,应该及时进行通风处置,以达到降低空气当中汞蒸气浓度的目的。与此同时,应该对散落的水银进行及时的收集、整理并且密闭封存。比较细小的水银滴落,可以应用胶布粘贴法或者铺撒硫黄,以达到处理的目的。处理完水银之后,应该将水银进行有效的密闭封存,并且交由相关部门进一步处理。

子任务 2　为老年人测量脉搏和呼吸

一、脉搏的观察

脉搏是动脉搏动,是指随着心脏的节律性收缩和舒张,动脉内的压力产生的周期性变化。观察时常采用触摸表浅动脉的方法,常用桡动脉,桡动脉不易测量时可选用颈动脉、肱动脉、股动脉等。桡动脉的测量手势如图 3 – 3 所示。

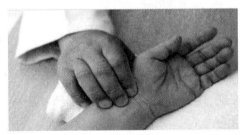

图 3 – 3　桡动脉的测量手势

（一）正常范围

正常人体的脉搏为 60 ~ 100 次/min,测量时要注意脉搏的频率、节律、强弱及动脉管壁的状态。

（二）生理性变化

脉搏的变化受年龄、性别、活动、情绪、饮食、用药等因素的影响。

（三）异常脉搏

异常脉搏常提示疾病的存在,异常脉搏的表现如表 3 – 12 所示。

表 3 – 12 异常脉搏

名称	表现	常见疾病
速脉	安静状态下脉率超过 100 次/min	发热、大出血、疼痛等
缓脉	安静状态下脉率少于 60 次/min	颅内压增高、甲状腺功能减退、房室传导阻滞
绌脉	单位时间内,脉率少于心率,绌脉的特点为听诊时心律完全不规则,心率快慢不一,心音强弱不等	心房纤维颤动
交替脉	脉搏节律正常,强弱交替	冠心病、高血压性心脏病

二、呼吸的观察

(一)正常范围

成年人安静状态下呼吸频率为 16 ~ 20 次/min。一般成年女性以胸式呼吸为主,成年男性及儿童以腹式呼吸为主。呼吸的测量方法如图 3 – 4 所示。

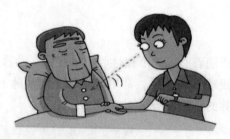

图 3 – 4 呼吸的测量方法

(二)生理性变化

呼吸的变化受年龄、性别、活动、气压、饮食、用药、环境温度等因素的影响。

(三)异常呼吸

异常呼吸常提示疾病的存在,异常呼吸的表现如表 3 – 13 所示。

表 3 – 13 异常呼吸

名称	表现	常见疾病
呼吸过速	安静状态下呼吸频率超过 24 次/min	发热、疼痛
呼吸过缓	安静状态下呼吸频率低于 10 次/min	颅内压增高、巴比妥类药物中毒
深度呼吸	又称库斯莫尔呼吸,呼吸深长而快	糖尿病酮症酸中毒
潮式呼吸	又称陈—施呼吸,呼吸由浅慢逐渐变为深快,再由深快转为浅慢,出现一段呼吸暂停(5 ~ 30 s),之后又重复以上呼吸周期性变化	药物引起的呼吸抑制、脑损伤

三、为老年人测量脉搏和呼吸

(一) 操作目的

(1) 判断脉搏和呼吸有无异常，能动态观察脉搏和呼吸的变化。

(2) 为诊断、治疗和护理提供依据。

(二) 为老年人测量脉搏和呼吸的操作流程

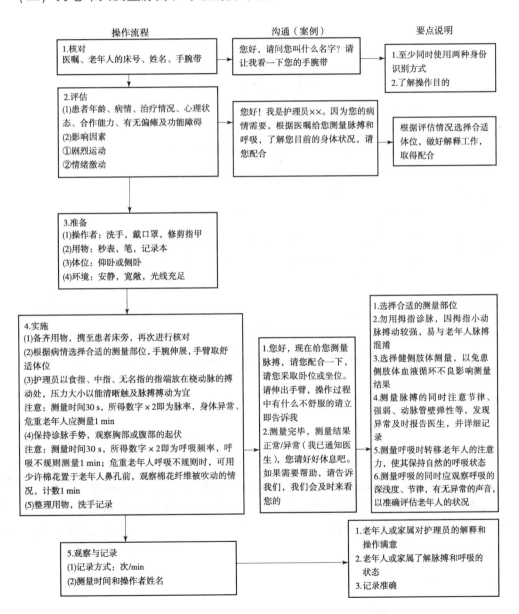

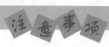

（1）选择合适的测量部位。

（2）勿用拇指诊脉，因拇指小动脉搏动较强，易与老年人脉搏混淆。

（3）选择健侧肢体测量，以免患侧肢体血液循环不良，影响测量结果。

（4）测量脉搏的同时注意节律、强弱、动脉管壁弹性等，发现异常及时报告医生，并详细记录。

（5）测量呼吸时转移老年人的注意力，使其保持自然的呼吸状态。

（6）测量呼吸的同时应观察呼吸的深浅度、节律，有无异常的声音，准确评估老年人的状况。

老年人日常身体状况测试

（1）我为什么有些头晕呢？

（2）有口臭怎么办？

（3）为什么我总是没胃口，什么都不想吃？

（4）为什么我总是皮肤瘙痒、掉皮屑呢？

（5）晚上睡不着怎么办？

（6）为什么总是觉得百无聊赖，对什么都没兴趣？

（7）为什么有时候一只小腿会比另一只小腿粗一些呢？

（8）早上起来手上的关节不会动了，怎么办？

（9）牙齿脱落，吃什么都不香了，怎么办？

子任务 3　为老年人测量血压

一、血压的观察

血压（Blood Pressure，BP）是指血液在血管内流动时作用于单位面积血管壁的侧压力。一般指动脉血压，如无特别注明，均指肱动脉的血压。血压以 mmHg（毫米汞柱）或 kPa（千帕）为计量单位。二者换算公式为：1 mmHg = 0.133 kPa；1 kPa = 7.5 mmHg。在一个心动周期中，动脉血压随着心室节律性的收缩和舒张而发生周期性的变化，血压的周期变化如表 3-14 所示。

（一）正常范围

成年人安静状态下血压的正常范围：收缩压 90～140 mmHg，舒张压 60～90 mmHg。

表 3 - 14　血压的周期变化

名称	表现
收缩压	心室收缩时，主动脉压急剧升高，至收缩中期达到动脉血压的最高值
舒张压	心室舒张时，主动脉压下降，至心舒末期达动脉血压的最低值
脉压	收缩压和舒张压之差，亦称脉搏压
平均动脉压	一个心动周期中每一瞬间动脉血压的平均值 估算方法：平均动脉压 = 舒张压 + 1/3 脉压

（二）生理性变化

血压的变化受年龄、性别、昼夜、睡眠、情绪、疼痛、体位、测量部位、环境温度等因素的影响。

（三）异常血压

高血压：在未使用降压药物的情况下，成年人收缩压 ≥ 140 mmHg 和（或）舒张压 ≥ 90 mmHg。

低血压：血压 < 90/60 mmHg。

知识链接

目前我国采用国际上统一的高血压诊断标准，即收缩压大于 140 mmHg 和（或）舒张压大于 90 mmHg 即诊断为高血压。根据血压升高的水平，将高血压分为 1、2、3 级。血压水平的分类如表 3 - 15 所示。

表 3 - 15　血压水平的分类

类别	收缩压/mmHg	舒张压/mmHg
正常血压	< 120	< 80
正常高值	120 ~ 139	80 ~ 89
高血压	≥ 140	≥ 90
1 级高血压（轻度）	140 ~ 159	90 ~ 99
2 级高血压（中度）	160 ~ 179	100 ~ 109
3 级高血压（重度）	≥ 180	≥ 110
单纯收缩期高血压	≥ 140	< 90

注：当收缩压与舒张压属于不同分级时，按两者中较高的级别分类。

二、为老年人测量血压

（一）操作目的

（1）判断血压有无异常，查询动态血压的变化。

（2）为诊断、治疗和护理提供依据。

（二）测量血压的常用仪器

1. 汞柱式血压计［图3-5（a）］

汞柱式血压计又称水银血压计，分台式和立式两种，立式血压计高度可调节。汞柱在血压计盒盖内壁上固定有一根玻璃管，管面刻度为0~300 mmHg（0~40 kPa），采用双刻度，最小分度值分别为2 mmHg和0.5 kPa。玻璃管上端和大气相通，其下端和汞槽相通，汞槽内装有汞。在输气球送入空气后，汞由玻璃管底部上升，汞柱顶端的中央凸起可指出压力刻度。使用汞柱式血压计测量血压的方法为听诊法。汞柱式血压计应定期校验，准确定标，误差不可超过3 mmHg（0.39 kPa）。汞柱式血压计的优点是测得的数值较准确可靠，但笨重且玻璃管易破裂。

2. 电子血压计［图3-5（b）］

电子血压计常见的有臂式和腕式两种。袖带内有一换能器，可自动采样，微计算机控制数字运算、自动放气程序。用电子血压计测血压时，无须用听诊器听诊。血压值可以以mmHg（毫米汞柱）或kPa（千帕）两种单位显示在液晶显示屏上，清晰直观、使用方便，也可排除测量者听觉不灵敏、噪声干扰等造成的误差，但欠准确。对严重心律不齐或心力衰竭者，处于急救或手术后的重症监护老年人，手臂过细或过短的老年人不适用。

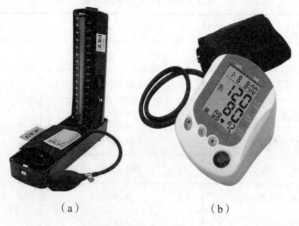

（a）　　　　　　　　　　（b）

图3-5　测量血压的仪器

（a）汞柱式血压计；（b）电子血压计

（三）为老年人测量血压的操作流程

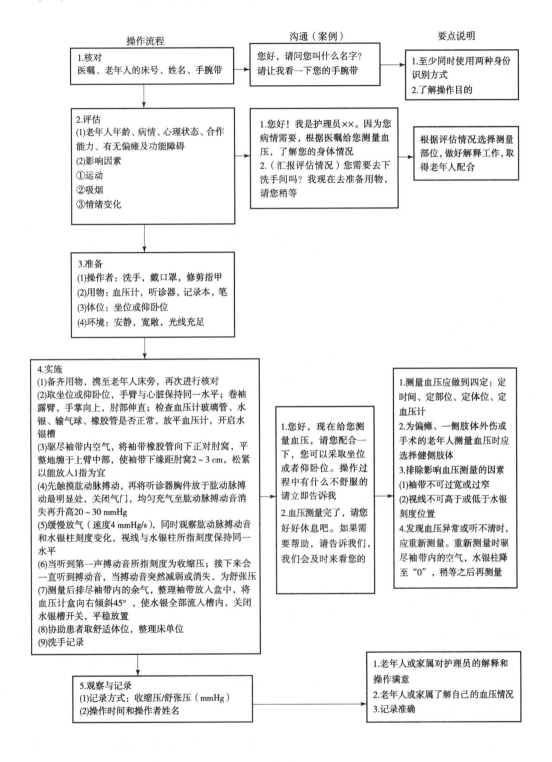

操作流程　　　　　　　　沟通（案例）　　　　　　　　要点说明

1.核对
医嘱、老年人的床号、姓名、手腕带

您好，请问您叫什么名字？请让我看一下您的手腕带

1.至少同时使用两种身份识别方式
2.了解操作目的

2.评估
(1)老年人年龄、病情、心理状态、合作能力、有无偏瘫及功能障碍
(2)影响因素
①运动
②吸烟
③情绪变化

1.您好！我是护理员××。因为您病情需要，根据医嘱给您测量血压，了解您的身体情况
2.（汇报评估情况）您需要去下洗手间吗？我现在去准备用物，请您稍等

根据评估情况选择测量部位，做好解释工作，取得老年人配合

3.准备
(1)操作者：洗手，戴口罩，修剪指甲
(2)用物：血压计，听诊器，记录本，笔
(3)体位：坐位或仰卧位
(4)环境：安静，宽敞，光线充足

4.实施
(1)备齐用物，携至老年人床旁，再次进行核对
(2)取坐位或仰卧位，手臂与心脏保持同一水平；卷袖露臂，手掌向上，肘部伸直；检查血压计玻璃管、水银、输气球、橡胶管是否正常，放平血压计，开启水银槽
(3)驱尽袖带内空气，将袖带橡胶管向下正对肘窝，平整地缠于上臂中部，使袖带下缘距肘窝2～3 cm，松紧以能放入1指为宜
(4)先触摸肱动脉搏动，再将听诊器胸件放于肱动脉搏动最明显处，关闭气门，均匀充气至肱动脉搏动音消失再升高20～30 mmHg
(5)缓慢放气（速度4 mmHg/s），同时观察肱动脉搏动音和水银柱刻度变化，视线与水银柱所指刻度保持同一水平
(6)当听到第一声搏动音所指刻度为收缩压；接下来会一直听到搏动音，当搏动音突然减弱或消失，为舒张压
(7)测量后排尽袖带内的余气，整理袖带放入盒中，将血压计盒向右倾斜45°，使水银全部流入槽内，关闭水银槽开关，平稳放置
(8)协助患者取舒适体位，整理床单位
(9)洗手记录

1.您好，现在给您测量血压，请您配合一下，您可以采取坐位或者仰卧位。操作过程中有什么不舒服的请立即告诉我
2.血压测量完了，请您好好休息吧。如果需要帮助，请告诉我们，我们会及时来看您的

1.测量血压应做到四定：定时间、定部位、定体位、定血压计
2.为偏瘫、一侧肢体外伤或手术的老年人测量血压时应选择健侧肢体
3.排除影响血压测量的因素
(1)袖带不可过宽或过窄
(2)视线不可高于或低于水银刻度位置
4.发现血压异常或听不清时，应重新测量。重新测量时驱尽袖带内的空气，水银柱降至"0"，稍等之后再测量

5.观察与记录
(1)记录方式：收缩压/舒张压（mmHg）
(2)操作时间和操作者姓名

1.老年人或家属对护理员的解释和操作满意
2.老年人或家属了解自己的血压情况
3.记录准确

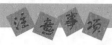

（1）测量血压应做到四定：定时间、定部位、定体位、定血压计。

（2）为偏瘫、一侧肢体外伤或手术的老年人测量血压时应选择健侧肢体。

（3）排除影响血压测量的因素：袖带不可过宽或过窄；视线不可高于或低于水银刻度位置。

（4）发现血压异常或听不清时，应重新测量。重新测量时驱尽袖带内的空气，水银柱降至"0"，稍等之后再测量。

任务三
神经系统的观察

人随着年龄的增长，脊髓的运动神经细胞减少、变性，周围神经的结缔组织增生，使神经的传导速度下降，对外在刺激的反应时间延长，反射弧延长，神经的敏感性下降。老年人反应慢，动作不协调，睡眠时间缩短，各种生理和病理反射发生变化，为应对老年人的这些变化，护理员应仔细观察。

案例导入

王爷爷，82岁，胰腺癌晚期，留置胃管及尿管1个月，最近陷入昏迷。我们应如何观察他的生命状况？

一、意识的观察

意识是大脑功能活动的综合表现，正常人意识清晰，定向力正常，反应敏锐、精确，思维和情感活动正常，语言流畅、准确，表达能力良好。意识障碍是意识的变化，是由大脑功能的改变引起的。观察意识的变化要从以下几个方面入手。

1. 意识障碍的程度

意识障碍的程度包括嗜睡、意识模糊、昏睡和昏迷。

2. 意识障碍能否被唤醒

在不同程度的意识障碍中，嗜睡、意识模糊可以被唤醒，说明大脑的功能活动没有被完全抑制。如果出现不能唤醒的状态，如昏睡、昏迷，则说明大脑受损较重。

3. 是否有反射

昏迷的程度可以根据老年人是否有反射来判断。基本的角膜反射、吞咽反射存在，说明老年人的意识没有完全丧失。如果各种深浅反射均消失，对声、光等各种刺激没有反应，说明老年人已处于深度昏迷的状态。

格拉斯哥昏迷评分表（GCS，表3-16）可以对意识障碍的程度进行测评。GCS分测三个项目，包括睁眼反应、运动反应和语言反应。各项目分值相加计算总分，即可得到患者意识障碍程度的客观评分。GCS总分为3~15分，对语言指令没有反应或不能睁眼且GCS总分为8分或更低者，被定义为昏迷。

表3-16　格拉斯哥昏迷评分表

评分项目	反应	得分
睁眼反应	自发性睁眼	4
	言语呼唤时睁眼	3
	疼痛刺激时睁眼	2
	任何刺激无睁眼	1
运动反应	按指令动作	6
	对疼痛刺激能定位	5
	对疼痛刺激有肢体退缩反应	4
	疼痛刺激时肢体过屈	3
	疼痛刺激时肢体过伸	2
	对疼痛刺激无反应	1
语言反应	能准确回答时间、地点、人物等定向问题	5
	能说话，但不能准确回答时间、地点、人物等定向问题	4
	对答不切题	3
	言语模糊不清，字意难辨	2
	对任何刺激无语言反应	1

二、瞳孔的观察

瞳孔的变化是许多疾病变化的重要指征，观察瞳孔时要注意两侧瞳孔的形状、位置、大小、对光反射等情况。正常瞳孔为等大、同圆、位置居中，边缘整齐，在自然光线下直径为2~5 mm，对光反射和调节反射两侧均存在。异常瞳孔变化观察要点如表3-17所示。

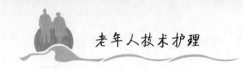

表 3–17　异常瞳孔

瞳孔	表现	常见疾病
缩小	瞳孔直径 < 2 mm	两侧瞳孔缩小常见于有机磷农药、巴比妥类药物等中毒
扩大	瞳孔直径 > 5 mm	常见于颅脑损伤、颅内压增高
对光反射消失	瞳孔不随光线变化收缩	深度昏迷或濒死状态

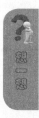

（1）如何判断深昏迷和浅昏迷？

（2）你知道瞳孔扩大的原因吗？

任务四
疼痛的观察

疼痛是机体受到伤害性刺激时产生的痛觉反应，常伴有不愉快的情绪反应。疼痛的强度、持续时间、节律、性质随引起疼痛的原因或侵犯器官系统的不同而不同。但随着年龄增长，各系统机能退变，老年人在疾病初期常对疼痛不敏感，需要细致的观察，以免延误病情。疼痛的常见部位有：头部、腹部、胸部、骨关节等。

案例导入

李奶奶退休前是一名语文老师，家庭和谐，身体状况较好，退休后喜欢和老朋友一起去旅游、去老年大学画画。这一天在老年大学上课的时候，李奶奶突然腹痛难忍、大汗淋漓，按着肚子哭了起来。张奶奶看见了，急忙扶着她，将她送到医院。

你能分析一下李奶奶可能发生了什么吗？

一、头痛的观察

头痛往往发生在大脑的额、顶、颞及枕部。老年人发生头痛的原因很多，护理员要注意观察以下几个方面，具体内容如表 3–18 所示。

表 3-18 头痛观察要点

项目	表现
疼痛的部位	疼痛发生在整个头部或一侧头部或眼部、鼻部、口腔周围。一般颅外病变头痛与病灶一致或位于病灶附近；头颅深部病变或颅内病变时，头痛部位与病变部位不一定符合
性质及程度	剧烈疼痛或轻微头痛或局部刺痛、钝痛或搏动性头痛或压迫性头痛。神经性头痛呈电击样、火烧样；血管性头痛呈搏动性痛、跳痛；紧张性头痛呈钝痛或紧箍感；颅内占位头痛呈钝痛或胀痛；蛛网膜下腔出血头痛呈严重剧烈疼痛
疼痛时间	分为出现时间、持续时间、偶发或不定期出现或进行性加重。急性发作与脑血管病变、青光眼有关；亚急性常与高血压头痛、颅内占位头痛有关；慢性常与原发性头痛、鼻窦炎有关
诱发与缓解因素	是否与咳嗽、转头、打喷嚏、紧张、情绪激动有关。平卧位头痛减轻常为低颅压头痛；咳嗽、打喷嚏加重常为颅内占位头痛；睡眠后减轻常为偏头痛；脱水药治疗后减轻常为颅内压增高、颅内占位头痛
伴随症状	伴有发热常与感染、出血性脑血管病有关；伴有剧烈恶心、呕吐常为高颅压的症状；伴有明显的眩晕多见于后颅凹病变；伴有视力障碍及其他眼部症状常有颅内占位病变

二、胸痛的观察

胸痛可由多种疾病引起，当老年人发生胸痛时护理员应密切观察疼痛的部位、性质、疼痛时间及伴随症状，观察要点如表 3-19 所示。

表 3-19 胸痛观察要点

项目	表现
疼痛的部位	胸痛呈一侧或沿肋骨的带状分布或胸骨后或整个胸部。带状疱疹疼痛沿神经分布，痛感强；自发性气胸、急性胸膜炎、肺栓塞等常呈患侧剧烈胸痛；食管疾患、膈疝、纵隔肿瘤的疼痛也常位于胸骨后；心绞痛与急性心肌梗死的疼痛常位于胸骨后或心前区，且放射到左肩和左上臂内侧；胆石症、胆囊炎可引起右下胸痛，也可出现类似心绞痛样发作（胆心综合征）
性质及程度	分为刀割样、压榨样、窒息样、撕裂样、隐痛、钝痛、刺痛。肋间神经痛呈阵发性的灼痛或刺痛；食管炎、膈疝常呈灼痛或灼热感；心绞痛或心肌梗死常呈压榨样痛并伴有压迫感或窒息感；主动脉瘤侵蚀胸壁时呈锥痛；原发性肺癌、纵隔肿瘤可有胸部闷痛
疼痛时间	分为出现时间、持续时间、短暂发作、间隔发作、持续发作。心绞痛疼痛持续时间为1~5 min；急性心肌梗死疼痛持续时间达数小时至数日；自发性气胸的胸痛骤然发生；主动脉瓣关闭不全者常于睡眠中发作胸痛，持续数分钟至1 h以上；心脏神经官能症的胸痛主要为短暂的（几秒钟）刺痛或较久的（数小时）隐痛

项目	表现
诱发与缓解因素	胸痛随呼吸、咳嗽、用力、情绪激动等因素改变而变化。胸壁疾病所致的胸痛常于局部压迫或胸廓活动时加剧；食管疾病常于吞咽食物时胸痛发作或加剧；心绞痛常于用力或精神紧张时诱发，呈阵发性，含服硝酸甘油片可迅速缓解；心肌梗死常呈持续性剧痛，含服硝酸甘油片仍不缓解；心脏神经官能症所致胸痛常因运动好转；胸膜炎、自发性气胸、心包炎的胸痛常因咳嗽或深呼吸而加剧
伴随症状	心绞痛时疼痛放射于左胸、左背、左肩、左上臂前内侧直达无名指及小指，亦可放射到颈、咽、下颌及乳突；急性心肌梗死常伴有发热、恶心、呕吐、面色苍白、呼吸困难、心律不齐、血压降低、心力衰竭等症状；自发性气胸常伴有气促、干咳和进行性呼吸困难，严重者可发绀和休克；主动脉瓣病发作时多伴有收缩压升高、窦性心动过速及呼吸加快等症状；胆道疾病胸痛常放射至右季肋及右肩，部分患者伴有黄疸及发热

三、腹痛的观察

腹痛是常见的病症，其病因具有复杂性，可能包括外科、内科、妇科等多科病症。这就需要护理员对腹痛的老年人进行仔细观察，了解其致病原因及病情发展。腹痛观察要点如表 3 - 20 所示。

表 3 - 20　腹痛观察要点

项目	表现
疼痛的部位	腹痛可发生在右上腹、右下腹、左上腹、左下腹、脐部、脐周、全腹或部位不定。腹痛开始或最显著的部位通常与腹内病变部位一致。外伤致上腹或季肋部剧烈疼痛常为肝脾破裂，外伤致中下腹部剧烈疼痛常为肠管破裂；急性胆囊炎可放射至右肩胛；阑尾炎所致腹痛可在脐周或右下腹
性质及程度	弥漫性疼痛、刀割样疼痛、烧灼痛、隐痛、钝痛、绞痛。持续性钝痛或隐痛多是腹腔炎症或出血引起，如胆囊炎、脾破裂；溃疡病穿孔可引起化学性腹膜炎，呈刀割样锐痛；持续性胀痛为麻痹性肠梗阻；持续性疼痛伴阵发性加剧多表示炎症和梗阻并存，如绞窄性肠梗阻早期和胆石症合并感染；阵发性绞痛是因平滑肌痉挛所致，常见于空腔脏器梗阻，如机械性肠梗阻、胆石症、输尿管结石等
疼痛时间	腹痛有周期性、节律性，餐后、饥饿时。急性肠胃炎发生在不洁饮食后 2 h 发生腹痛；胆石症常在夜间或睡觉期间发生腹痛；餐后上腹部疼痛常提示胃溃疡；上腹部饥饿痛或夜间痛常提示十二指肠溃疡

续表

项目	表现
诱发与缓解因素	腹痛常由酗酒、暴饮暴食、高脂饮食等诱发；呕吐后、餐后可缓解。外伤后突然腹痛常为腹腔内脏器损伤；进食油腻食物后腹痛常为急性胆囊炎或胆石症；暴饮暴食后腹痛常为急性胰腺炎；饱食者剧烈活动后腹痛常为肠扭转
伴随症状	腹痛伴皮肤淤血和紫癜则提示过敏性紫癜；腹痛伴血尿则提示泌尿系统疾病；腹痛伴恶心呕吐加重，同时大便间断提示肠梗阻；腹痛伴发热或黄疸提示急性胰腺炎；腹痛伴发热提示炎症、结缔组织病、恶性肿瘤等；腹痛伴腹泻提示肠道炎症、吸收不良、胰腺疾病；腹痛伴消化道出血常提示消化道溃疡

四、骨关节痛的观察

老年退行性骨关节病又称老年性骨性关节炎、增生性关节炎等，是由于关节软骨发生退行性变，引起关节软骨完整性破坏以及关节边缘软骨下骨板病变，继而导致关节症状和体征的一组慢性退行性关节疾病。此病好发于髋、膝、脊椎等负重关节以及肩、指间关节等，老年人常表现为腰腿疼痛，高龄男性髋关节受累多于女性，手骨性关节炎则以女性多见。骨关节痛观察要点如表3-21所示。

表3-21 骨关节痛观察要点

项目	表现
疼痛的部位	所累关节疼痛；髋关节病变疼痛常自腹股沟传导至膝关节前内侧、臀部及股骨大转子处，也可向大腿后外侧放射
性质及程度	所累关节酸痛加重后可呈钝痛或刺痛；腰椎间盘突出症常表现为慢性腰痛；腰椎肿瘤呈持续疼痛，夜间明显；腰肌劳损表现为双侧腰肌酸痛；颈椎病可呈上肢放电样疼痛；膝关节退行性病变呈压痛，负重后明显
疼痛时间	多于活动或劳累后发生，严重者休息时也可出现疼痛；膝关节病变在上下楼梯时疼痛明显，久坐或下蹲后突然起身可导致关节剧痛
诱发与缓解因素	在活动、重体力劳动、举重物、剧烈咳嗽、长时间站立、久坐时加重；部分老年人休息、保暖后可缓解
伴随症状	关节活动可因疼痛而受限；在久坐或清晨起床后关节有僵硬感；当关节内有小的游离骨片时，可引起关节内卡压现象，表现为关节疼痛、活动时有响声和不能屈伸；膝关节因局部骨性肥大或渗出性滑膜炎而引起肿胀，严重者可见关节畸形、半脱位等；颈椎骨性关节炎脊髓受压时肢体活动无力和麻痹，椎动脉受压可致眩晕、耳鸣以至复视、构音或吞咽障碍，严重者可发生定位能力丧失或突然跌倒；腰椎骨性关节炎腰椎管狭窄时可引起下肢间歇性跛行，严重者可出现大小便失禁

知识链接

疼痛程度分类如表 3 – 22 所示。

表 3 – 22　疼痛程度分类

程度	表现
微痛	轻微疼痛，有其他伴随症状
轻度疼痛	范围局限，轻微疼痛
中度疼痛	疼痛较重，伴有血压升高、心率增快
剧烈疼痛	疼痛剧烈，难以忍受

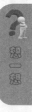
想一想

（1）老年人腰痛是什么原因引起的？
（2）如何帮助老年人缓解腰痛？

任务五

常见管路的观察

为了维持老年人的身体机能，常使用各种侵入性的诊疗手段，如胃管、尿管、造瘘、吸氧管等。各种管路的护理在老年人的疾病治疗过程中非常重要。

案例导入

张爷爷，68 岁，患肺心病 10 年，呼吸困难，医生予以吸氧。你作为张爷爷的护理员，在他吸氧的过程中要注意什么呢？

子任务 1　为留置尿管的老年人更换尿袋

一、老年人留置尿管的观察

留置尿管的观察要点如图 3－6 所示。

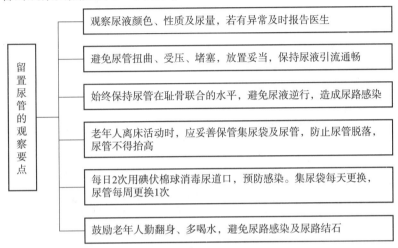

留置尿管的观察要点

- 观察尿液颜色、性质及尿量，若有异常及时报告医生
- 避免尿管扭曲、受压、堵塞，放置妥当，保持尿液引流通畅
- 始终保持尿管在耻骨联合的水平，避免尿液逆行，造成尿路感染
- 老年人离床活动时，应妥善保管集尿袋及尿管，防止尿管脱落，尿管不得抬高
- 每日2次用碘伏棉球消毒尿道口，预防感染。集尿袋每天更换，尿管每周更换1次
- 鼓励老年人勤翻身、多喝水，避免尿路感染及尿路结石

图 3－6　留置尿管的观察要点

二、为老年人更换尿袋

（一）操作目的

（1）观察老年人尿液的性状、颜色和尿量是否异常。
（2）保持尿管通常，预防感染。

（二）导尿管和尿袋

导尿管如图 3－7（a）所示，一次性尿袋如图 3－7（b）所示。

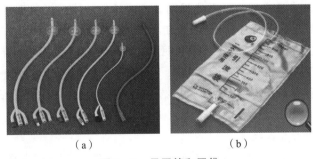

（a）　　　　　　　　　　（b）

图 3－7　导尿管和尿袋

（a）导尿管；（b）一次性尿袋

（三）为老年人更换尿袋的操作流程

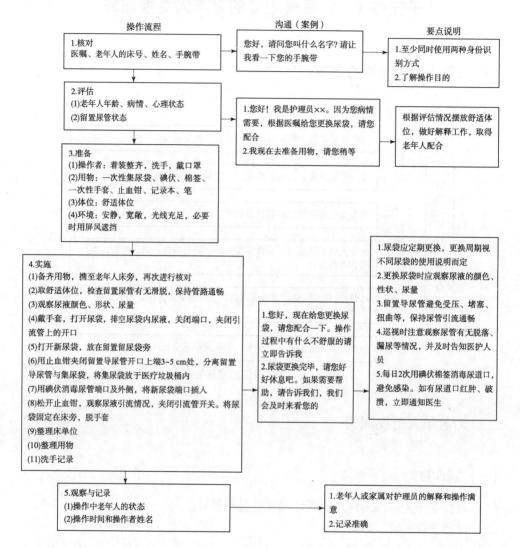

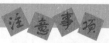

（1）尿袋应定期更换，更换周期视不同尿袋的使用说明更换。

（2）对留置尿管的老年人进行会阴护理，每天擦洗尿道口2次，防止尿路感染。观察引流尿液的量、颜色、性状透明度、气味等，并注意倾听老年人的主诉。

（3）留置导尿管避免受压、堵塞、扭曲等，保持尿管引流通畅。

（4）巡视时注意观察尿管有无脱落、漏尿等情况，并及时告知医护人员。

（5）每日2次用碘伏棉签消毒尿道口，避免感染。若有尿道口红肿、破溃情况，立即通知医生。

（6）留置尿管期间，要妥善固定尿管及尿袋，尿袋的高度不能高于膀胱，及时排放尿液，长期留置尿管的老年人要指导其进行膀胱功能训练。

（7）根据老年人病情，鼓励老年人摄入适当的液体，定期更换尿管及尿袋，做好尿道口护理。

（8）拔管后根据老年人的情况，鼓励老年人多饮水，饮食清淡易消化，观察老年人自主排尿及尿液情况，有排尿困难及时处理。

子任务2　为结肠造口的老年人更换造口袋

一、结肠造口的观察

结肠造口的观察要点如图3-8所示。

```
                    ┌─ 严密观察结肠造瘘口（图3-9）颜色、有无出血、感染、坏死等
                    │
                    ├─ 保护造瘘口皮肤，更换造口袋后用温水清洗，并涂抹氧化锌软膏
结肠造口的观察要点  │   保护皮肤
                    │
                    ├─ 饮食上少吃不易消化的食物，如糯米制品、偏硬食物等；少吃高
                    │   纤维素食物，如地瓜、芹菜、粗粮等；注意饮食卫生，预防腹泻
                    │
                    └─ 造口袋（图3-10）及时更换，粪便达到造口袋的1/3即可更换，避
                        免感染，减少臭气，取造口袋的时候应从上环缓慢掀起，动作轻
                        柔，避免损伤皮肤
```

图3-8　结肠造口的观察要点

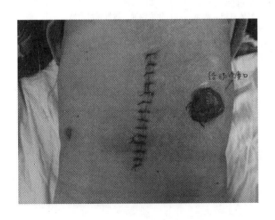

图3-9　结肠造瘘口

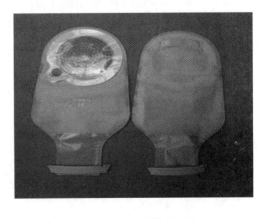

图3-10　一次性造口袋

二、为结肠造口老年人更换造口袋

（一）操作目的

（1）观察造瘘口是否异常。

（2）老年人粪便的性状、颜色和量是否异常。

（3）保持造瘘口周围皮肤清洁，预防感染。

（二）为结肠造口老年人更换造口袋操作流程

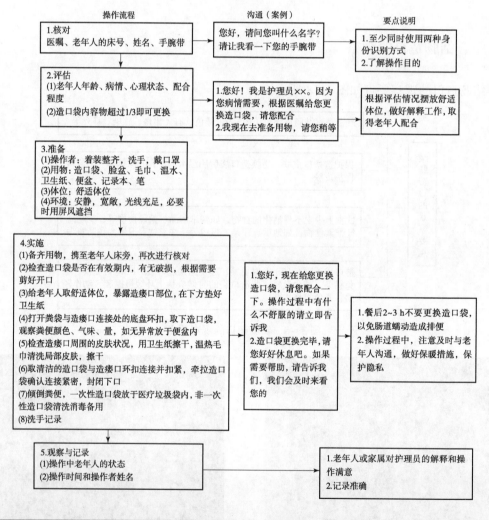

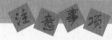

（1）餐后2~3 h不要更换造口袋，以免肠道蠕动造成排便。

（2）操作过程中，注意及时与老年人沟通，做好保暖措施，保护隐私。

项目四　老年人冷热疗法
　　　　的应用

【知识目标】

◇ 了解影响冷热疗法效果的因素
◇ 理解冷热疗法的概念、分类
◇ 熟悉冷热疗法的生理效应和继发效应
◇ 熟悉冷热疗法的目的和禁忌
◇ 掌握老年人常用的冷热疗法的操作技能

【能力目标】

◇ 运用所学的知识，能正确地选择与实施冷热疗法，且操作规范、正确

【素质目标】

◇ 反思在操作过程中与老年人沟通的实际经历，自主学习沟通、操作的重点部分
◇ 与小组分享学习经验，以团队协作的形式巩固老年人冷热疗法应用的相关知识和技能

【思维导图】

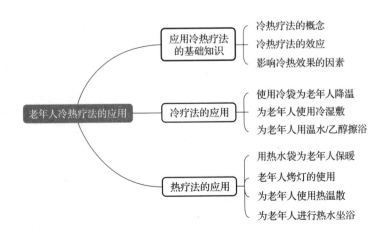

冷热疗法是临床上最常用的一种物理治疗方法，通过用冷或热作用于人体的局部或全身，达到止血、止痛、消炎、退热和增进舒适的目的。作为冷热疗法的护理实施者，护理员应该了解冷热疗法的概念、效应，掌握正确的使用方法，在治疗过程中观察老年人的反应，及时对治疗效果进行评价，以达到促进疗效、减少损伤发生的目的。

任务一
应用冷热疗法的基础知识

一、冷热疗法的概念

冷热疗法是利用低于或高于人体温度的物质作用于体表皮肤，通过神经传导引起皮肤和内脏器官血管的收缩和舒张，改变机体各系统血液循环和新陈代谢，达到治疗目的。

二、冷热疗法的效应

冷热疗法虽然作用在皮肤表面，但也会使机体产生局部或是全身的反应，包括生理效应和继发效应。

（一）生理效应

冷热疗法的应用使机体产生不同的生理效应，冷热疗法产生的不同生理效应如表4-1所示。

表4-1 冷热疗法的生理效应

生理效应	用热	用冷
血管扩张/收缩	扩张	收缩
细胞代谢	增加	减少
需氧量	增加	减少
毛细血管通透性	增加	减少
血液黏稠度	降低	增高
血液流动	加快	减慢
淋巴流动	加快	减慢

生理效应	用热	用冷
结缔组织伸展性	增强	减弱
神经传导速度	增快	减慢
体温	上升	下降

（二）继发效应

继发效应是指机体用冷或者用热超过了一定时间，产生与原发性生理效应相反的作用。如持续用热可以使患处血管扩张，但如果持续热疗 30 ~ 45 min 后，则会血管收缩；同样持续用冷 30 ~ 60 min 后，则会血管扩张。这个是机体避免长时间用热或用冷对患者造成损伤而引起的一种自身防御反应。所以，使用冷热治疗有适当的时间要求，最佳时间是 20 ~ 30 min。如果需要反复治疗，中间的休息时间以 1 h 为最佳。这是为了让患处组织有一个恢复过程，也是为了防止继发效应的产生抵消生理效应。

三、影响冷热效果的因素

影响冷热效果的因素如表 4 – 2 所示。

表 4 – 2　影响冷热效果的因素

影响因素	影响结果
方式	冷热的应用方式不同带来的效果也不同。湿冷热的效果优于干冷热。在临床应用中应根据病变部位和治疗要求进行选择
面积	冷热疗法的效果与应用的面积大小有关。应用的面积越大，冷热的效果也就越强，相反则越弱。但要注意使用的面积越大，老年人的耐受性就越差，而且还会引起全身反应。例如全身大面积的热疗，会导致广泛性周围血管扩张、血压下降。如果血压急剧下降，老年人易发生晕厥；大面积冷疗，会导致血管收缩，周围皮肤的血液分流到内脏血管，使老年人血压升高
温度	冷热疗法的温度与机体治疗前体表的温度相差越大，机体对冷热刺激的反应就会越强，相反则越小。环境温度也可以影响冷热的效应，比如环境温度高于或等于身体温度时用热疗法，传导散热被抑制，热效应则增强；在干燥的冷环境中冷疗，散热会增强，冷效应则会增强
时间	冷热应用的时间对治疗效果有直接的影响，在一定时间内冷热效应随着时间的增加而增强，以达到最佳的治疗效果。如果使用时间过长，则会引起皮肤苍白、疼痛、冻伤或烫伤等不良反应
部位	不同部位的皮肤对冷热反应的效果也会不同。皮肤较厚的区域，如手脚对冷热的耐受性大，治疗效果会比较差。皮肤比较薄的区域，如颈部、前臂内侧对冷热的敏感性强，治疗效果则会比较好。不同部位的血液循环也会影响冷热疗法的效果，血液循环良好的部位增加冷热疗法的效果。所以，临床上对高热老年患者物理降温一般都将冰袋、冰囊放在其颈部、腋下、腹股沟等体表大血管流经处，增加散热

续表

影响因素	影响结果
个体差异	年龄、性别、身体状况、居住习惯、肤色等差异影响冷热疗法的效应。婴幼儿因神经发育不成熟，对冷热刺激的耐受性比较低；老年人由于感觉功能减退，对冷热刺激的敏感度降低，反应比较迟钝；女性相对于男性对冷热的刺激更为敏感。昏迷、血液循环障碍、血管硬化、感觉迟钝的患者，对冷热的敏感度降低，要注意防止烫伤和冻伤

任务二 冷疗法的应用

日常生活中难免发生烫伤，这时人们常常采取"冷疗法"，就是用温度较低的物品持续地作用于受伤的皮肤上，最常用的方法是用自来水冲洗或浸泡，但一定要保持水温处于较低的温度，这样持续冲洗或浸泡 30 min 到 1 h 后，再就近到正规医院接受治疗。在这之前最好不要涂抹任何药物。"冷疗法"不仅容易寻找降温物品（如自来水），而且能控制高温向皮肤深处渗透，从而减少烫伤面积。所以，"冷疗法"就是用低于人体温度的物质，作用于人体局部或全身皮肤，以收缩小动脉、降低基础代谢率、减慢血液循环和降低血管的通透性，达到止血、止痛、消炎和降温的目的。

一、冷疗法的目的

冷疗法的目的如表 4-3 所示。

表 4-3 冷疗法的目的

目的	具体内容
减轻局部充血或出血	冷疗法可以使局部血管收缩，毛细血管的通透性就会降低，从而减轻局部的充血；冷疗法还可以促使血流的速度减慢，增加血液黏稠度，这有利于血液的凝固从而控制出血。适用于软组织损伤的初期、鼻出血、扁桃体摘除术后的老年患者
控制炎症的扩散	冷疗法可以使局部血管收缩，促使血流减慢，细胞的新陈代谢和细菌的活力就会降低，从而限制炎症的扩散。适用于炎症早期的老年患者
减轻疼痛	冷疗法可以很好地抑制细胞的活动，减慢神经冲动的传导，从而降低神经末梢的敏感度，减轻疼痛感。冷疗法还可以使血管收缩，毛细血管的通透性降低，渗出减少，从而减轻组织肿胀压迫神经末梢所引起的疼痛。适用于牙疼、烫伤、急性损伤初期的老年患者

目的	具体内容
降低体温	冷疗法直接与皮肤接触，通过传导和蒸发的物理作用，使体温降低。一般适用于高热、中暑的老年患者

二、冷疗法的分类和比较

（一）冷疗法的分类

（1）干冷法包括冰袋、冰囊、冰帽、化学制冷袋等。

（2）湿冷法包括冰槽、冷湿敷、温水擦浴、乙醇擦浴等。

（3）根据冷疗面积及方式，冷疗法又分为局部冷疗法和全身冷疗法。局部冷疗法包括使用冰袋、冰囊、冰帽、冰槽、冷湿敷法和化学制冷袋等；全身冷疗法包括温水擦浴、乙醇擦浴、冰盐水灌肠等。

（二）冷疗法的比较

干冷法和湿冷法比较：湿冷法的穿透力比干冷法强，因为水是一种比较好的导体，传导力和渗透力比空气强，而且不容易使老年人的皮肤干燥，体液的丢失比较少，老年人的主观感觉比较好。因此在同样的温度条件下，湿冷法的效果要好于干冷法的效果。在临床中，要根据病变部位和病情的特点选择合适的冷疗法，同时要防止冻伤。

三、冷疗法的禁忌证

（一）冷疗法的禁忌证（表4-4）

表4-4 冷疗法的禁忌证

禁忌证	具体内容
血液循环障碍	血液循环障碍常见于大面积的组织受损、全身微循环障碍、休克、周围血管病变、糖尿病、神经病变、动脉硬化、水肿等。因为循环不良，导致组织营养不良。如果用冷疗法治疗，就会使血管进一步地收缩，从而加重血液循环障碍，导致局部的组织缺氧缺血，从而变性坏死
组织损伤、破裂或有开放性伤口处	因为冷疗法可以降低血液循环，增加组织的损伤，而且会影响伤口的愈合，尤其是大范围的组织损伤，应禁止用冷疗法
慢性炎症或者深部化脓病灶	因为冷疗法会使局部血流量减少，从而妨碍炎症的吸收
对冷过敏	对冷过敏的老年人使用冷疗可出现红斑、荨麻疹、关节疼痛、肌肉痉挛等过敏症状

（二）慎用冷疗法的情况

对婴幼儿、老年人、昏迷、末梢循环不良、麻醉未清醒、感觉障碍等患者应慎用冷疗法。

（三）冷疗法的禁忌部位及原因（表 4 - 5）

表 4 - 5　冷疗法的禁忌部位及原因

禁忌部位	原因
枕后、耳廓、阴囊处	用冷疗法容易引起冻伤
腹部	用冷疗法容易引起腹泻
足底	用冷疗法可以导致反射性末梢血管收缩影响散热或引起一过性冠状动脉收缩
心前区	用冷疗法可以导致反射性心率减慢、心房纤颤或者心室纤颤以及房室传导阻滞

四、其他冷疗法

化学制冷袋又叫化学冰袋，维持时间 2 h，非常方便、实用。化学制冷袋分为一次性和反复使用型两种。一次性制冷袋将两种化学制剂分装在特制的密封的聚乙烯袋内，将两种制剂混合便可以使用。反复使用型又叫超级冰袋，它里面是凝胶或其他冰冻介质的冷袋，将其放入冰箱 4 h，内容物会由凝胶变为固体，使用时取出放在常温下吸热由固体变为凝胶状态。使用后处理也很方便，只需在制冷袋外壁用消毒液擦洗后放入冰箱冷冻，即可再次使用。需注意两种冰袋在使用时，要观察冰袋表面有无破损、漏液的现象，如果有异常需要立即更换，防止损伤老年人皮肤。

子任务 1　使用冰袋为老年人降温

案例导入

张爷爷，69 岁，因高烧 40 ℃入院，遵医嘱为其进行冰袋冷敷降温。你作为护理员，应如何正确为张爷爷冷敷降温？在降温过程中需要注意什么？

一、概述

冰袋有普通冰袋［图 4 - 1 (a)］、冰囊［图 4 - 2 (b)］两种形式，冰袋和冰囊一般用于老年人高烧降温、消炎止痛、牙疼出血、蚊虫叮咬、夏日消暑及运动意外碰伤、扭伤、摔伤、止血化脓等辅助理疗。

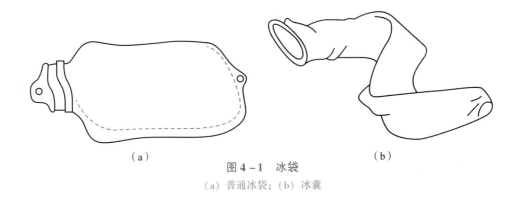

图 4-1 冰袋

（a）普通冰袋；（b）冰囊

二、冰袋的适应证

冰袋的适应证如表4-6所示。

表4-6 冰袋的适应证

目的	内容
消肿	扭伤或挫伤后，由于小血管破裂，血液渗入周围组织而出现肿胀，肿胀压迫神经末梢带来疼痛，而冷敷使血管收缩以阻断这一病理过程。待冷敷停止后，血液恢复正常时，受损部分机体已进行了修补及产生凝血，因而减轻了局部发青及肿胀。2~3天后再进行热敷，以促进瘀血的吸收，这是扭伤或挫伤的最佳处理方法
止血	寒冷致使血管收缩，起到止血作用。在止消化道出血时，间断喝些冰水，疗效远胜于一般止血药；又如外伤血肿，立即局部冰敷，可止血，防止血肿进一步扩大
降温	冷可带走热量。遇到高热，一般退热药无效时，多求助于全身冷敷。其主要部位是头部、颈部、腋部、大腿根部、窝部等有大血管的部位
减轻疼痛	冰袋冷敷可使毛细血管收缩，减轻局部充血，可使神经末梢的敏感性降低从而减轻疼痛，可减少局部血流，防止炎症和化脓扩散

三、冰袋的禁忌证

（1）年老体弱、虚寒症、妇女妊娠期和经期等不宜冰敷。

（2）外伤破损、劳累、炎症后期、心脏疾患、水肿患者不宜冰敷。

（3）禁用部位为耳后、腹部、阴囊及足底处、心前区。

四、用冰袋为老年人降温

（一）操作目的

（1）能正确、熟练地操作冰袋进行冷敷治疗，操作严谨、认真、细心、熟练。

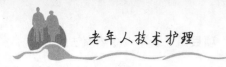

（2）能掌握冰袋冷敷治疗的目的、注意事项。

（二）用冰袋为老年人降温的操作流程

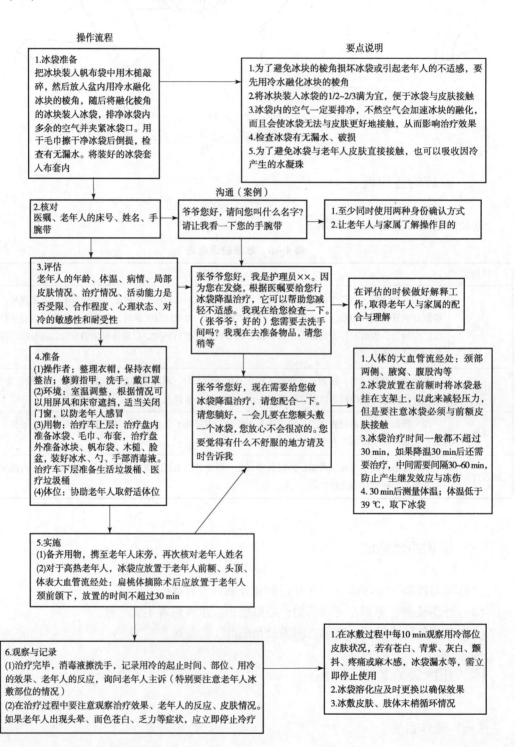

操作流程　　　　　　　　　　　　　　　　　　　　　**要点说明**

1.冰袋准备
把冰块装入帆布袋中用木槌敲碎，然后放入盆内用冷水融化冰块的棱角，随后将融化棱角的冰块装入冰袋，排净冰袋内多余的空气并夹紧冰袋口。用干毛巾擦干净冰袋后倒提，检查有无漏水。将装好的冰袋套入布套内

1.为了避免冰块的棱角损坏冰袋或引起老年人的不适感，要先用冷水融化冰块的棱角
2.将冰块装入冰袋的1/2~2/3满为宜，便于冰袋与皮肤接触
3.冰袋内的空气一定要排净，不然空气会加速冰块的融化，而且会使冰袋无法与皮肤更好地接触，从而影响治疗效果
4.检查冰袋有无漏水、破损
5.为了避免冰袋与老年人皮肤直接接触，也可以吸收因冷产生的水凝珠

沟通（案例）

2.核对
医嘱、老年人的床号、姓名、手腕带

爷爷您好，请问您叫什么名字？请让我看一下您的手腕带

1.至少同时使用两种身份确认方式
2.让老年人与家属了解操作目的

3.评估
老年人的年龄、体温、病情、局部皮肤情况、治疗情况、活动能力是否受限、合作程度、心理状态、对冷的敏感性和耐受性

张爷爷您好，我是护理员××。因为您在发烧，根据医嘱要给您行冰袋降温治疗，它可以帮助您减轻不适感。我现在给您检查一下。（张爷爷：好的）您需要去洗手间吗？我现在去准备物品，请您稍等

在评估的时候做好解释工作，取得老年人与家属的配合与理解

4.准备
(1)操作者：整理衣帽，保持衣帽整洁；修剪指甲，洗手，戴口罩
(2)环境：室温调整，根据情况可以用屏风和床帘遮挡，适当关闭门窗，以防老年人感冒
(3)用物：治疗车上层：治疗盘内准备冰袋、毛巾、布套，治疗盘外准备冰块、帆布袋、木槌、脸盆，装好冰水、勺、手部消毒液。治疗车下层准备生活垃圾桶、医疗垃圾桶
(4)体位：协助老年人取舒适体位

张爷爷您好，现在需要给您做冰袋降温治疗，请您配合一下。请您躺好，一会儿要在您额头敷一个冰袋，您放心不会很凉的。您要觉得有什么不舒服的地方请及时告诉我

1.人体的大血管流经处：颈部两侧、腋窝、腹股沟等
2.冰袋放置在前额时将冰袋悬挂在支架上，以此来减轻压力，但是要注意冰袋必须与前额皮肤接触
3.冰袋治疗时间一般都不超过30 min，如果降温30 min后还需要治疗，中间需要间隔30~60 min，防止产生继发效应与冻伤
4.30 min后测量体温；体温低于39 ℃，取下冰袋

5.实施
(1)备齐用物，携至老年人床旁，再次核对老年人姓名
(2)对于高热老年人，冰袋应放置于老年人前额、头顶、体表大血管流经处；扁桃体摘除术后应放置于老年人颈前颌下，放置的时间不超过30 min

6.观察与记录
(1)治疗完毕，消毒液擦洗手，记录用冷的起止时间、部位、用冷的效果、老年人的反应，询问老年人主诉（特别要注意老年人冰敷部位的情况）
(2)在治疗过程中要注意观察治疗效果、老年人的反应、皮肤情况。如果老年人出现头晕、面色苍白、乏力等症状，应立即停止冷疗

1.在冰敷过程中每10 min观察用冷部位皮肤状况，若有苍白、青紫、灰白、颤抖、疼痛或麻木感，冰袋漏水等，需立即停止使用
2.冰袋溶化应及时更换以确保效果
3.冰敷皮肤、肢体末梢循环情况

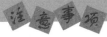

（1）随时观察冷疗部位血液循环情况，若局部皮肤出现苍白、青紫、麻木感等，须立即停止用冷。

（2）冷疗过程中，应注意随时观察冰袋有无漏水，冰块是否融化，以便及时更换或添加。

（3）如果主要是用来降温，最长使用时间不超过 30 min，当体温降到 39 ℃以下，需取下冰袋。如需再用应间隔 30～60 min。

（4）用于降温时，应在冰袋使用后 30 min 测体温，并记录。

子任务 2 为老年人使用冷湿敷

张爷爷，70 岁，因摔伤急需处理。查体：体温 36.8 ℃，血压 125/90 mmHg，遵医嘱为其行冷湿敷创面。你作为他的护理员，应如何正确为老年人冷湿敷？在冷湿敷过程中需要注意什么？

一、冷湿敷的作用

所谓冷湿敷是将毛巾放入混有冰块的冷水中完全浸湿，然后拧出多余的水，再将毛巾敷于患处的一种治疗方法。人体在受伤后会留下创面，通过冷湿敷可以使有渗出液的创面渗液减轻，在减轻的过程中也起到了清除创面分泌物及痂皮的作用。

冷湿敷多用于降温、止痛、止血及早期扭伤、挫伤引起的水肿。

二、冷湿敷的禁忌证

（1）外伤处已出现红肿热痛时、炎症的后期，不宜再做冷湿敷。

（2）水肿的老年人，不宜做冷湿敷。

（3）禁止在心前区（即左锁骨中线，第五肋间隙处）附近做冷湿敷，以免引起冠状动脉痉挛而发生危险。

（4）患有眼病的老年人，角膜发炎时，冷湿敷会加重病情，故不宜用冷湿敷疗法。

三、为老年人使用冷湿敷

(一) 操作目的

(1) 能正确、熟练地用冷湿敷治疗，操作严谨、认真、细心、熟练。
(2) 能掌握冷湿敷治疗的目的、注意事项。

(二) 为老年人使用冷湿敷的操作流程

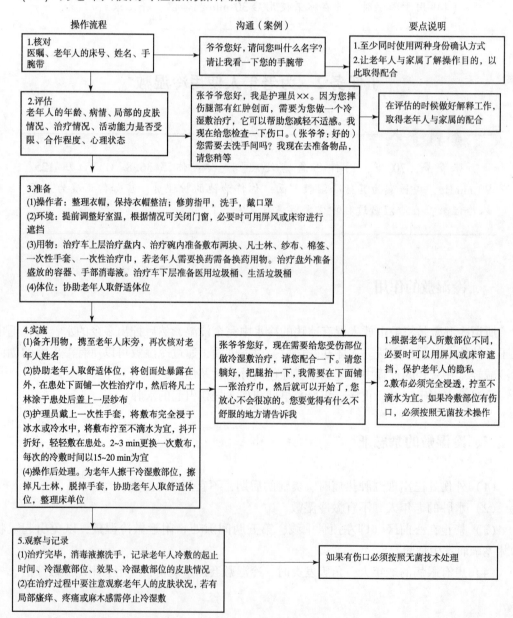

（1）观察老年人局部皮肤的变化和老年人的全身反应。

（2）敷布浸泡需彻底，拧至不滴水为宜，并及时更换敷布。

（3）用于降温时，在使用冷湿敷30 min后为老年人测量体温，并做好记录。

（4）冷湿敷部位如为开放性伤口，应按无菌原则处理。

子任务3　为老年人用温水/乙醇擦浴

案例导入

徐奶奶，85岁，偏瘫在家无人照顾，与子女商议后入住疗养院。今日要为其做温水擦浴，你作为护理员，应如何正确为徐奶奶做温水擦浴？在擦浴过程中需要注意什么？

一、温水/乙醇擦浴的作用

温水擦浴适用于为高热老年人降低体温，用低于老年人皮肤温度的温水进行擦浴，可很快将皮肤的温度通过传导发散。皮肤在接受冷刺激后，初期可使毛细血管收缩，继而扩张，擦浴时用按摩的方式刺激血管被动扩张，可加倍促进热的散发。

乙醇擦浴是用25%~35%浓度的乙醇300~500 mL进行擦浴。乙醇是一种挥发性的液体，在皮肤上会迅速蒸发，可带走机体大量的热；同时乙醇具有刺激皮肤血管扩张的作用，故其散热能力较强。但是需要注意对酒精过敏的老年人，禁用乙醇擦浴。

它们有一个共同目的，就是帮助老年人保持身体的清洁与舒适，为老年患者降温。

二、乙醇擦浴的禁忌证

（1）皮肤有破损的不可用乙醇擦浴，乙醇的刺激对皮肤是一种损伤。

（2）体质虚弱的不宜用乙醇擦浴降温。

（3）寒战高热或伴出汗的一般不宜用乙醇擦浴。因寒战时皮肤毛细血管处于收缩状态，散热少。若再用乙醇刺激会使血管更加收缩，皮肤血流量减少，从而妨碍体内热量的散发。

（4）胸腹部不宜进行乙醇擦浴，以防内脏血管充血，引起不适。胸腹部扩散过多可引起胃肠痉挛性疼痛。

（5）不宜在短时间内反复多次进行乙醇擦浴，每次时间不宜过长。使用头孢类抗生素

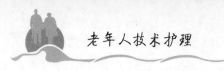

后，为了避免双硫仑样反应，也不应该用乙醇降温。

三、为老年人进行温水/乙醇擦浴

（一）操作目的

（1）能正确、熟练地操作温水/乙醇擦浴法，操作严谨、认真、细心、熟练。

（2）能掌握温水/乙醇擦浴的目的、注意事项。

（二）为老年人进行温水/乙醇擦浴的操作流程

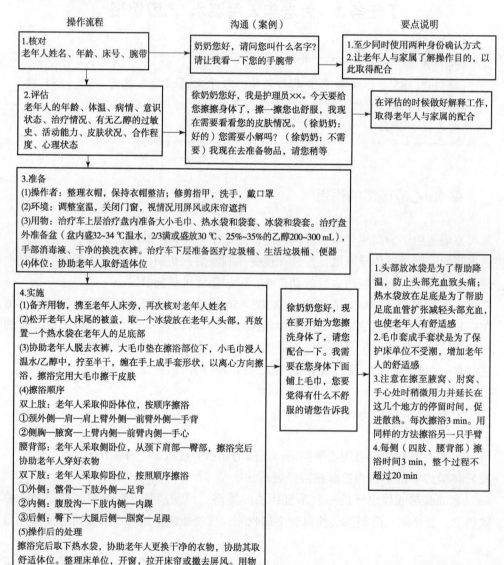

操作流程	沟通（案例）	要点说明
1.核对 老年人姓名、年龄、床号、腕带	奶奶您好，请问您叫什么名字？请让我看一下您的手腕带	1.至少同时使用两种身份确认方式 2.让老年人与家属了解操作目的，以此取得配合
2.评估 老年人的年龄、体温、病情、意识状态、治疗情况、有无乙醇的过敏史、活动能力、皮肤状况、合作程度、心理状态	徐奶奶您好，我是护理员××。今天要给您擦擦身体了，擦一擦您也舒服，我现在需要看看您的皮肤情况。（徐奶奶：好的）您需要小解吗？（徐奶奶：不需要）我现在去准备物品，请您稍等	在评估的时候做好解释工作，取得老年人与家属的配合
3.准备 (1)操作者：整理衣帽，保持衣帽整洁；修剪指甲，洗手，戴口罩 (2)环境：调整室温，关闭门窗，视情况用屏风或床帘遮挡 (3)用物：治疗车上层治疗盘内准备大小毛巾、热水袋和袋套、冰袋和袋套。治疗盘外准备盆（盆内盛32~34 ℃温水，2/3满或盛放30 ℃、25%~35%的乙醇200~300 mL），手部消毒液、干净的换洗衣裤。治疗车下层准备医疗垃圾桶、生活垃圾桶、便器 (4)体位：协助老年人取舒适体位		
4.实施 (1)备齐用物，携至老年人床旁，再次核对老年人姓名 (2)松开老年人床尾的被盖，取一个冰袋放在老年人头部，再放置一个热水袋在老年人的足底部 (3)协助老年人脱去衣裤，大毛巾垫在擦浴部位下，小毛巾浸入温水/乙醇中，拧至半干，缠在手上成手套形状，以离心方向擦浴，擦浴完用大毛巾擦干皮肤 (4)擦浴顺序 双上肢：老年人采取仰卧体位，按顺序擦浴 ①颈外侧—肩—肩上臂外侧—前臂外侧—手背 ②侧胸—腋窝—上臂内侧—前臂内侧—手心 腰背部：老年人采取侧卧位，从颈下肩部—臀部，擦浴完后协助老年人穿好衣物 双下肢：老年人采取仰卧体位，按照顺序擦浴 ①外侧：髂骨—下肢外侧—足背 ②内侧：腹股沟—下肢内侧—内踝 ③后侧：臀下—大腿后侧—腘窝—足跟 (5)操作后的处理 擦浴完后取下热水袋，协助老年人更换干净的衣物，协助其取舒适体位。整理床单位，开窗，拉开床帘或撤去屏风。用物处理	徐奶奶您好，现在要开始为您擦洗身体了，请您配合一下。我需要在您身体下面铺上毛巾，您要觉得有什么不舒服的请您告诉我	1.头部放冰袋是为了帮助降温，防止头部充血致头痛；热水袋放在足底是为了帮助足底血管扩张减轻头部充血，也使老年人有舒适感 2.毛巾套成手套状是为了保护床单位不受潮，增加老年人的舒适感 3.注意在擦至腋窝、肘窝、手心处时稍微用力并延长在这几个地方的停留时间，促进散热。每次擦浴3 min。用同样的方法擦浴另一只手臂 4.每侧（四肢、腰背部）擦浴时间3 min，整个过程不超过20 min

5.观察与记录
(1)治疗完毕，消毒液擦洗手，记录老年人擦浴的起止时间、效果、皮肤情况
(2)在擦浴过程中要注意观察老年人的皮肤状况，若有局部瘙痒、疼痛或麻木感需停止擦浴

老年人有没有出现面色苍白、寒战等情况，脉搏呼吸是否出现异常情况，若有异常立即停止擦浴

注意事项

（1）忌擦胸前区、腹部、足心部位。这些部位对冷刺激较敏感，可引起反射性心率减慢、肠蠕动增强等不良反应。

（2）期间注意更换或添加温水，保持水的温度与清洁。

（3）擦浴时间不宜过长，一般不超过 20 min/次。每个部位的擦拭时间一般以 3 min 为宜。

（4）在擦拭全身的过程中，应密切关注老年人的反应，若出现寒战、面色苍白，脉搏、呼吸异常时，应立即停止擦浴，与医生联系并进行处理。

（5）擦浴过程中，应尽量减少暴露部位，防止老年人着凉。

任务三　热疗法的应用

一、热疗法的分类

热疗法分为干热法和湿热法两种。

干热法包括热水袋、烤灯、电热垫、化学加热袋等；湿热法包括热敷、热水坐浴、热水浸泡等。

将干热法和湿热法进行比较，湿热法的穿透力较干热法强，因为水是一种较好的导体，传导力和渗透力比空气强，而且不容易使老年人的皮肤干燥，体液的丢失比较少，老年人的主观感觉比较好。因此在同样的温度条件下，湿热法的效果优于干热法的效果。在临床中，要根据病变部位和病情的特点来选择合适的热疗法，同时要防止烫伤。

二、热疗法的目的

热疗法的目的如表4-7所示。

表4-7 热疗法的目的

目的	具体内容
促进炎症的消散和局限	热疗法可以使局部血管扩张，加快血液循环的速度，帮助组织中毒素和废物的排出；同时使血量增多，白细胞数量增多，吞噬能力加强和新陈代谢加快，使机体局部或全身的抵抗力和修复力增强。所以炎症早期用热可以促进炎性渗出物的吸收和消散；炎症后期用热，可以促进白细胞释放蛋白溶解酶，使炎症局限。适用于麦粒肿（睑腺炎）、乳腺炎等
减轻深部组织的充血	热疗法可以使患处皮肤血管扩张，让平时大量呈闭锁状态的动静脉吻合支开放，皮肤血流量增多。由于全身循环血量的重新分布，减轻深部组织的充血
减轻疼痛	热疗法既可以降低痛觉神经的兴奋性，又可以改善血液循环，加快致痛物质排出和炎性渗出物吸收，解除对神经末梢的刺激和压迫，因而减轻疼痛感。同时热疗法还可以使肌肉放松，增强结缔组织的伸展性，增加关节的活动范围，减轻肌肉的僵硬、痉挛及关节强直所致的疼痛。适用于腰肌劳损、肾绞痛、肠胃痉挛等
保暖与舒适	热疗可以使局部血管扩张，促进血液循环，将热带至全身，使体温升高，并使患者感到舒适。适用于年老体弱者、早产儿、危重患者、末梢循环不良患者

三、热疗法的禁忌证

热疗法的禁忌证如表4-8所示。

表4-8 热疗法的禁忌证

禁忌证	具体内容
未明确诊断的急性腹痛症	热疗法虽然能帮助减轻疼痛，但是也能掩盖病情的真相，有引发腹膜炎的危险
面部危险三角区的感染	因面部三角区处的血管丰富，面部的静脉没有静脉瓣，而且与颅内海绵窦相通，热疗可以使面部血管扩张，血流增多，导致细菌和病毒进入血液循环，促使炎症扩散，容易造成颅内感染和败血症的发生
软组织损伤或扭伤初期（48 h内）	热疗法可以促进血液循环，加重皮下出血、肿胀和疼痛
各种脏器出血、出血性疾病	热疗法可以使局部血管扩张，增加脏器的血流量和血流的通透性，加重出血。如血液凝固障碍的老年人用热会增加出血的倾向
皮肤湿疹	热疗法会加重皮肤受损，增加瘙痒感
心、肝、肾功能不全者	大面积的热疗会使皮肤血管扩张，内脏器官的血液供应会减少，从而加重病情
急性炎症	如中耳炎、结膜炎、牙龈炎，热疗法会使局部温度升高，这样有利于细菌的繁殖和分泌物的增多，从而加重病情
其他	1. 金属移植物部位、人工关节：金属是热的良好的导体，用热容易造成烫伤 2. 孕妇：用热会影响胎儿的生长，严重可致流产或胎儿畸形 3. 恶性病变部位：热疗法可以使正常与异常细胞加速新陈代谢而导致病情加重，同时促进血液循环使肿瘤扩散或转移 4. 睾丸：用热会抑制精子的发育，而且会破坏精子，严重可导致不孕 5. 麻痹患者、感觉异常者、婴幼儿、老年人慎用热疗法，防止烫伤

知识链接

熏蒸疗法

熏蒸疗法属于中医的一种外治方法。它是选取中草药，用煮沸后产生的气雾进行熏蒸，借药力、热力直接作用所熏部位，达到扩张局部血管、促进血液循环、温通血脉、祛毒杀菌、止痒、清洁伤口、消肿止痛的目的。药物熏蒸是指用中药煮沸之后产生的蒸汽熏蒸患者全身或局部，利用药性、水和蒸汽等刺激作用达到防病治病的一种方法。

主要的治疗作用包括以下几个方面。

1. 药物渗透作用

因为中药煎煮以后，它的有效成分以离子形式存在，离子渗入皮肤，进入人体内达到治疗疾病的目的。

2. 改善微循环

人体在熏蒸过程中，皮肤温度会升高，皮肤的毛细血管会扩张，血液循环增快，促进皮肤和机体的新陈代谢，并促进关节肿胀的消退和增强组织的再生能力。

3. 物理温热作用

能消除疲劳，给人以舒畅之感，同时可以降低皮肤末梢神经的兴奋性，缓解皮肤紧张、肌肉痉挛和强直，进而减轻和缓解关节的疼痛。

4. 熏蒸的优势

发汗解表、和卫散邪、疏通腠理、调气和血、防疫保健、杀虫止痒等诸多功用，可广泛用于全身各种病症的治疗，并有着较好的疗效。

此外，药物熏蒸还能使皮肤光滑细润、补肾壮骨、养容生肌、延年益寿。

子任务1　用热水袋为老年人保暖

案例导入

张爷爷，86岁，子女因工作繁忙无暇照顾，张爷爷住进养老院。今日护理员在巡房时发现张爷爷手脚发冷，如果你是他的护理员，应该如何为其用热水袋保暖？

一、操作目的

（1）能正确、熟练地为老年人用热水袋保暖，操作严谨、认真、细心、熟练。

（2）能掌握使用热水袋的目的、注意事项。

二、用热水袋为老年人保暖的操作流程

操作流程

要点说明

1.准备
(1)检查热水袋、测量、调节水温
(2)备热水袋
①灌水:首先放平热水袋去塞,一手拿袋口边缘,一手将水灌入热水袋
②排气:将热水袋慢慢放平,排尽袋内空气,旋紧塞子
③检查:用毛巾擦干热水袋,倒提检查
④装套:将热水袋装入布袋中

1.检查热水袋有无破损,测量水温,调节温度(成人60~70℃,昏迷者,老年人,婴幼儿,感觉迟钝、循环不良病人等,水温应低于50℃)
2.边灌入热水边提高热水袋,防止水溢出
3.灌水过多,使热水袋膨胀变硬,柔软舒适度下降
4.灌入1/2~2/3满为宜
5.以防空气影响热的传导
6.擦干热水袋后倒提,并轻轻抖动一下,检查有无漏水
7.避免与老年人的皮肤直接接触发生烫伤,增加舒适感

2.评估
核对患者姓名、年龄、病情、心理状态、合作能力、意识情况、活动能力是否受限

沟通(案例)

张爷爷,您好!我是您的责任护理员××。请问您叫什么名字?让我看看您的腕带好吗?(张爷爷:好的)由于您病情的需要,一会儿要给您敷热水袋取暖,让您感觉暖和点,如果在这个过程您有什么不适感,都可以告诉我。您身上有伤口吗?(张爷爷:没有)好的,张爷爷您先休息一会儿,我回去准备需要用的物品,一会儿就过来

向老年人和家属做好解释工作,使其明白使用热水袋的目的、方法、注意事项、配合的要点,取得老年人配合

3.准备
(1)操作者:整理衣帽,保持衣帽整洁;修剪指甲,洗手,戴口罩
(2)环境:调节室温,关闭门窗,避免老年人感冒
(3)用物:治疗车上层治疗盘内准备热水袋、袋套、水温计、毛巾,治疗盘外准备盛水容器、热水、手部消毒液。治疗车下层准备医疗垃圾桶、生活垃圾桶
(4)体位:协助老年人取舒适体位

1.在放置热水袋时要注意放在患者需要的部位,袋口朝向身体的外侧;避免患者出现烫伤
2.热敷不操过30 min,避免产生继发效应。使用的时间过长,会引起疼痛或造成烫伤等。如果还需要反复的治疗,中间间隔1 h,让患处组织有一个恢复过程
3.操作过程中动作应轻柔

4.实施
(1)备齐用物,携至老年人床旁,再次核对姓名、年龄,以及意识情况、活动能力是否受限
(2)放置热水袋:放在老年人需要的部位,袋口朝向身体的外侧
(3)协助老年人取舒适体位
(4)操作后处理:撤去治疗物品,协助老年人取舒适体位,整理床单位,对用物进行处理

1.张爷爷您好,现在给您敷上热水袋,请您配合一下。请您抬一下脚,我把热水袋放在您的腿旁边,一会儿要是有什么不舒服的地方请您立即告诉我
2.热水袋热敷完了,请您好好休息吧。如果需要帮助请告诉我们,我们会及时来看您的

5.观察与记录
(1)热敷完毕,消毒液擦擦洗手,在记录单上注明热敷部位、起止时间、热敷效果和老年人的反应
(2)在热敷过程中要注意观察治疗效果、老年人的反应、热水袋的温度

1.在热敷的过程中每15 min观察患者的体温、四肢末梢循环及局部皮肤的颜色,发现局部皮肤出现潮红、疼痛时,应立即停止使用热水袋,并在患处涂上凡士林保护皮肤
2.护理员要保持热水袋的温度,保证治疗效果最佳

（1）检查热水袋有无破损、漏水。

（2）特殊老年人在使用热水袋时，在外面用一块厚毛巾包裹或者是将其放置在两层毯子之间，以防止烫伤。

（3）在炎症部位热敷，热水袋应灌至1/3满，避免因压力过大引起疼痛。

（4）老年人和家属不得自己调节热水袋温度。

（5）加强巡视，严格交接班制度，定时检查皮肤情况，若皮肤出现潮红、疼痛等反应，立即停止使用热水袋，并在患处涂上凡士林保护皮肤。

知识链接

电热水袋里面装的是什么？

电热水袋里面装的是醋酸钠过饱和溶液，因为温度降低时会很快结成晶体并且在凝固过程中放出大量热量，所以储存的热量比水要大很多。

子任务2　老年人烤灯的使用

李奶奶，60岁，年轻时腰受过伤，从此留下病根。李奶奶在上楼梯时不小心把腰闪了，医生安排的治疗里有一项是烤灯。请问你作为她的护理员，该如何为李奶奶做烤灯治疗？在治疗过程中需要注意什么？

一、概述

烤灯分为红外线烤灯（图4-2）和电磁波烤灯（图4-3），均可透过衣服作用于治疗部位，它们是利用光波的渗透和温热效应，使深部毛细血管扩张，改善血液流体动力效应，以达到促进组织水肿的吸收、促进创面干燥、结痂、肉芽组织生长和骨折的愈合，以及止痛等目的。

二、烤灯的作用

（1）改善局部血液循环，引起血管扩张，血流加速，加强组织的营养代谢。

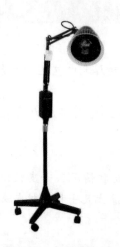

图 4 - 2　红外线烤灯

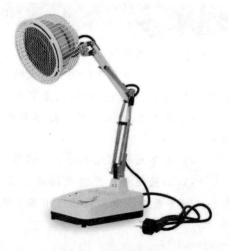

图 4 - 3　电磁波烤灯

（2）能促进炎症和肿胀消退，加快局部分泌物的吸收，促进肿胀炎症的消退。

（3）烤灯治疗可以降低感觉神经兴奋性，干扰痛阈，有利于疼痛的缓解，起到镇痛的作用。

（4）促进表面干燥，减少渗出物渗出。

（5）烤灯一般适用于断指（肢）在植术后的治疗、动脉损伤、周围血管循环障碍、亚急性或慢性软组织损伤（24 h 后）、关节炎（痛）、浅表性神经炎、神经痛、冻疮、关节功能障碍等。

三、烤灯使用禁忌证

（1）有出血倾向者。

（2）高热患者。

（3）活动性结核患者。

（4）严重动脉硬化患者。

（5）代偿不全的心脏病患者。

（6）温热感觉障碍者。

四、为老年人使用烤灯

（一）操作目的

（1）能正确、熟练地为老年人使用烤灯，操作严谨、认真、细心、熟练。

（2）能掌握使用烤灯的目的和注意事项。

（二）为老年人使用烤灯的操作流程

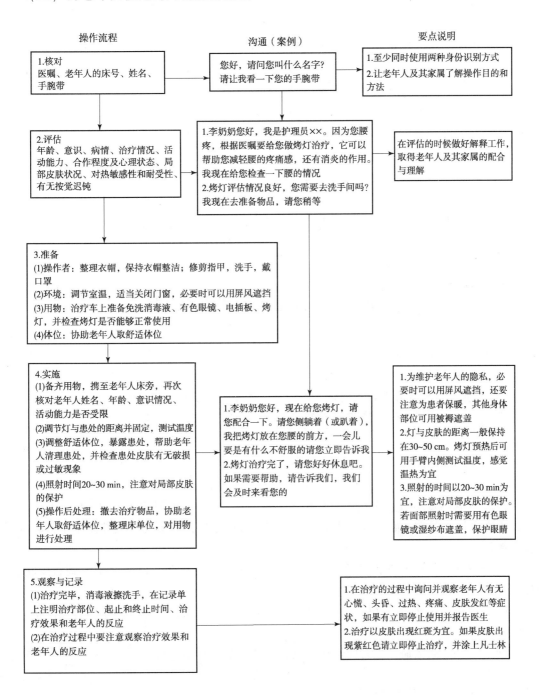

操作流程

1. 核对
医嘱、老年人的床号、姓名、手腕带

2. 评估
年龄、意识、病情、治疗情况、活动能力、合作程度及心理状态、局部皮肤状况、对热敏感性和耐受性、有无按觉迟钝

3. 准备
(1)操作者：整理衣帽，保持衣帽整洁；修剪指甲，洗手，戴口罩
(2)环境：调节室温，适当关闭门窗，必要时可以用屏风遮挡
(3)用物：治疗车上准备免洗消毒液、有色眼镜、电插板、烤灯，并检查烤灯是否能够正常使用
(4)体位：协助老年人取舒适体位

4. 实施
(1)备齐用物，携至老年人床旁，再次核对老年人姓名、年龄、意识情况、活动能力是否受限
(2)调节灯与患处的距离并固定，测试温度
(3)调整舒适体位，暴露患处，帮助老年人清理患处，并检查患处皮肤有无破损或过敏现象
(4)照射时间20~30 min，注意对局部皮肤的保护
(5)操作后处理：撤去治疗物品，协助老年人取舒适体位，整理床单位，对用物进行处理

5. 观察与记录
(1)治疗完毕，消毒液擦洗手，在记录单上注明治疗部位、起止和终止时间、治疗效果和老年人的反应
(2)在治疗过程中要注意观察治疗效果和老年人的反应

沟通（案例）

您好，请问您叫什么名字？请让我看一下您的手腕带

1. 李奶奶您好，我是护理员××。因为您腰疼，根据医嘱要给您做烤灯治疗，它可以帮助您减轻腰的疼痛感，还有消炎的作用。我现在给您检查一下腰的情况
2. 烤灯评估情况良好，您需要去洗手间吗？我现在去准备物品，请您稍等

1. 李奶奶您好，现在给您烤灯，请您配合一下。请您侧躺着（或趴着），我把烤灯放在您的腰的前方，一会儿要是有什么不舒服的请您立即告诉我
2. 烤灯治疗完了，请您好好休息吧。如果需要帮助，请告诉我们，我们会及时来看您的

要点说明

1. 至少同时使用两种身份识别方式
2. 让老年人及其家属了解操作目的和方法

在评估的时候做好解释工作，取得老年人及其家属的配合与理解

1. 为维护老年人的隐私，必要时可以用屏风遮挡，还要注意为患者保暖，其他身体部位可用被褥遮盖
2. 灯与皮肤的距离一般保持在30~50 cm。烤灯预热后可用手臂内侧测试温度，感觉温热为宜
3. 照射的时间以20~30 min为宜，注意对局部皮肤的保护。若面部照射时需要用有色眼镜或湿纱布遮盖，保护眼睛

1. 在治疗的过程中询问并观察老年人有无心慌、头昏、过热、疼痛、皮肤发红等症状，如果有立即停止使用并报告医生
2. 治疗以皮肤出现红斑为宜。如果皮肤出现紫红色请立即停止治疗，并涂上凡士林

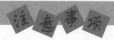

（1）烤灯功率的选择：胸、腰、腹、背选用 500～1 000 W 的灯泡；手、足部位选用 250 W（曲颈灯功率为 40～60 W）。

（2）移开或者用隔热物品遮挡床旁吸热性比较强的物品。

（3）嘱咐老年人及其家属不要私自移动烤灯或者调整方位。

（4）因眼球内含有较多的液体，对红外线的吸收比较强，一定强度的红外线直接照射可以引发白内障。所以前胸和面部照射时一定要用有色眼镜或者湿纱布遮盖，保护眼睛。

（5）对有意识障碍、局部感觉障碍、血液循环障碍及瘢痕者，在治疗时应适当加大灯距或让家属在旁陪护，防止烫伤。

（6）使用烤灯时为防止老年人触摸灯泡，可用纱布覆盖灯泡，以免发生烫伤或火灾。

子任务3　为老年人使用热湿敷

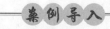

张奶奶，65 岁，最近因颈脖处疼痛需要做热湿敷治疗。如果你作为她的护理员，应如何为张奶奶做热湿敷治疗？在治疗时需要注意什么？

一、热湿敷禁忌证

（1）皮肤感觉不敏感或异常的人群，如老年人、小孩、糖尿病伴有神经病变及中风患者，不宜盲目热湿敷。如果需要热湿敷，一定要遵照医嘱，而且要注意控制温度，否则很容易烫伤。

（2）皮肤有溃烂或皮肤病者，要避免在皮损表面进行热敷，以防感染或刺激皮肤病，加重症状。

（3）扭伤、拉伤等急性软组织损伤初期患者，皮下有淤血，48 h 内不适合热湿敷，否则会加重局部肿胀。

（4）心脏病或高血压患者应慎用，需在医务人员指导下进行。

二、为老年人进行热湿敷

（一）操作目的

（1）能正确、熟练地为老年人进行热湿敷，操作严谨、认真、细心、熟练。

（2）能掌握热湿敷的目的和注意事项。

（二）为老年人进行热湿敷的操作流程

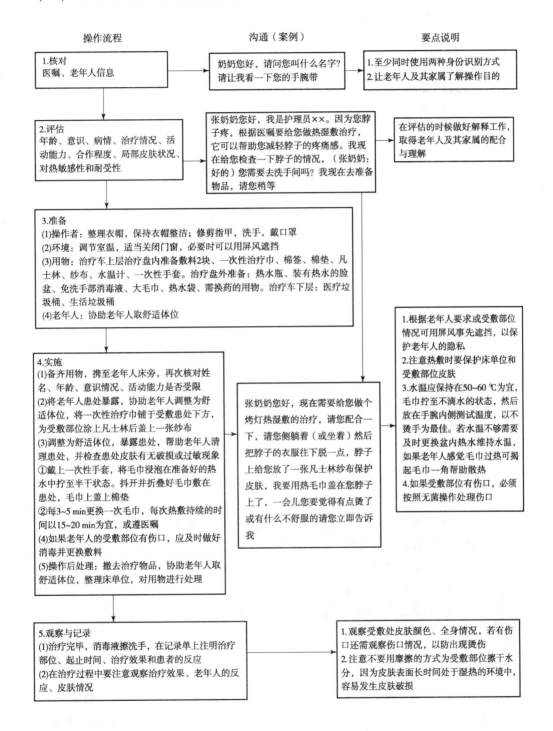

操作流程	沟通（案例）	要点说明

1.核对
医嘱、老年人信息

奶奶您好，请问您叫什么名字？请让我看一下您的手腕带

1.至少同时使用两种身份识别方式
2.让老年人及其家属了解操作目的

2.评估
年龄、意识、病情、治疗情况、活动能力、合作程度、局部皮肤状况、对热敏感性和耐受性

张奶奶您好，我是护理员××。因为您脖子疼，根据医嘱要给您做热湿敷治疗，它可以帮助您减轻脖子的疼痛感。我现在给您检查一下脖子的情况，（张奶奶：好的）您需要去洗手间吗？我现在去准备物品，请您稍等

在评估的时候做好解释工作，取得老年人及其家属的配合与理解

3.准备
(1)操作者：整理衣帽，保持衣帽整洁；修剪指甲，洗手，戴口罩
(2)环境：调节室温，适当关闭门窗，必要时可以用屏风遮挡
(3)用物：治疗车上层治疗盘内准备敷料2块、一次性治疗巾、棉签、棉垫、凡士林、纱布、水温计、一次性手套。治疗盘外准备：治疗水瓶、装有热水的脸盆、免洗手部消毒液、大毛巾、热水袋、需换药的用物。治疗车下层：医疗垃圾桶、生活垃圾桶
(4)老年人：协助老年人取舒适体位

1.根据老年人要求或受敷部位情况可用屏风事先遮挡，以保护老年人的隐私
2.注意热敷时要保护床单位和受敷部位皮肤
3.水温应保持在50~60 ℃为宜，毛巾拧至不滴水的状态，然后放在手腕内侧测试温度，以不烫手为最佳。若水温不够需要及时更换盆内热水维持水温，如果老年人感觉毛巾过热可揭起毛巾一角帮助散热
4.如果受敷部位有伤口，必须按照无菌操作处理伤口

4.实施
(1)备齐用物，携至老年人床旁，再次核对姓名、年龄、意识情况、活动能力是否受限
(2)将老年人患处暴露，协助老年人调整为舒适体位，将一次性治疗巾铺于受敷患处下方，为受敷部位涂上凡士林后盖上一张纱布
(3)调整为舒适体位，暴露患处，帮助老年人清理患处，并检查患处皮肤有无破损或过敏现象
①戴上一次性手套，将毛巾浸泡在准备好的热水中拧至半干状态。抖开并折叠好毛巾敷在患处，毛巾上盖上棉垫
②每3~5 min更换一次毛巾，每次热敷持续的时间以15~20 min为宜，或遵医嘱
(4)如果老年人的受敷部位有伤口，应及时做好消毒并更换敷料
(5)操作后处理：撤去治疗物品，协助老年人取舒适体位，整理床单位，对用物进行处理

张奶奶您好，现在需要给您做个烤灯热湿敷的治疗，请您配合一下，请您侧躺着（或坐着）然后把脖子的衣服往下脱一点，脖子上给您放了一张凡士林纱布保护皮肤，我要用热毛巾盖在您脖子上了，一会儿您要觉得有点烫了或有什么不舒服的请您立即告诉我

5.观察与记录
(1)治疗完毕，消毒液擦洗手，在记录单上注明治疗部位、起止时间、治疗效果和患者的反应
(2)在治疗过程中要注意观察治疗效果、老年人的反应、皮肤情况

1.观察受敷处皮肤颜色、全身情况，若有伤口还需观察伤口情况，以防出现烫伤
2.注意不要以摩擦的方式为受敷部位擦干水分，因为皮肤表面长时间处于湿热的环境中，容易发生皮肤破损

（1）有伤口者，应注意无菌操作，敷后按换药法处理伤口。眼部热敷时叮嘱老年人闭上眼睛。

（2）如果老年人热敷部位不忌压力，可以用热水袋放在敷布上再盖上一条毛巾来维持温度。

（3）面部热敷者，热敷后30 min内不要外出，以防感冒。

（4）防止烫伤。

子任务4　为老年人进行热水坐浴

一、坐浴的作用

（1）具有消炎、消肿、止痛的作用，一般用于阴部、肛门疾病，以及手术后治疗。

（2）促进炎症吸收，改善血液循环。

（3）清洁肛周皮肤，放松肛门括约肌。

二、坐浴禁忌证

女性患者在月经期、妊娠末期、产后两周内及阴道出血、盆腔器官有急性炎症时，不宜坐浴，以免引起感染。

三、为老年人进行热水坐浴

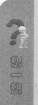

李奶奶，85岁，因偏瘫在家无人照料，与家人商议后被送至疗养院。数日后护理员需帮李奶奶擦洗身体。

（1）请问在进行热水擦浴时水温应控制在多少摄氏度？为什么？

（2）应按怎样的顺序进行擦浴？

（3）在擦浴的过程中需要注意什么？

（一）操作目的

（1）能正确、熟练地为老年人进行坐浴治疗，操作严谨、认真、细心、熟练。

（2）能掌握坐浴治疗的目的、注意事项。为老年人进行热水坐浴如图4-4所示。

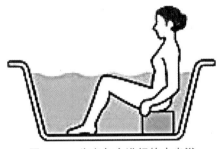

图 4 - 4　为老年人进行热水坐浴

（二）为老年人进行热水坐浴的操作流程

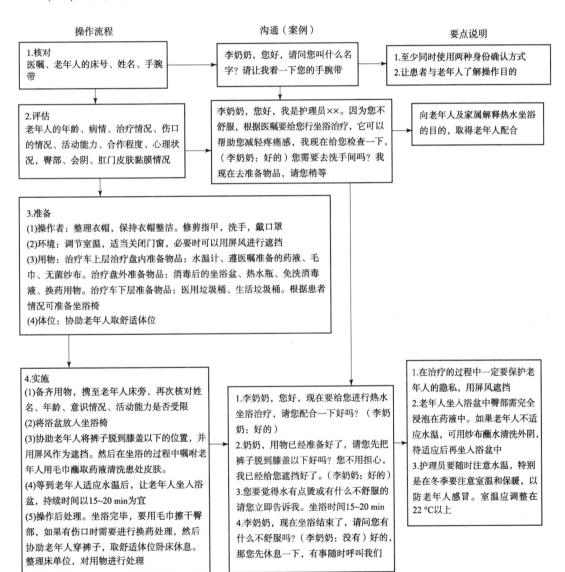

操作流程

1.核对
医嘱、老年人的床号、姓名、手腕带

2.评估
老年人的年龄、病情、治疗情况、伤口的情况、活动能力、合作程度、心理状况、臀部、会阴、肛门皮肤黏膜情况

3.准备
(1)操作者：整理衣帽，保持衣帽整洁。修剪指甲，洗手，戴口罩
(2)环境：调节室温，适当关闭门窗，必要时可以用屏风进行遮挡
(3)用物：治疗车上层治疗盘内准备物品：水温计、遵医嘱准备的药液、毛巾、无菌纱布。治疗盘外准备物品：消毒后的坐浴盆、热水瓶、免洗消毒液、换药用物。治疗车下层准备物品：医用垃圾桶、生活垃圾桶。根据患者情况可准备坐浴椅
(4)体位：协助老年人取舒适体位

4.实施
(1)备齐用物，携至老年人床旁，再次核对姓名、年龄、意识情况、活动能力是否受限
(2)将浴盆放入坐浴椅
(3)协助老年人将裤子脱到膝盖以下的位置，并用屏风作为遮挡。然后在坐浴的过程中嘱咐老年人用毛巾蘸取药液清洗患处处皮肤。
(4)等到老年人适应水温后，让老年人坐入浴盆，持续时间以15~20 min为宜
(5)操作后处理。坐浴完毕，要用毛巾擦干臀部，如果有伤口时需要进行换药处理，然后协助老年人穿裤子，取舒适体位卧床休息。整理床单位，对用物进行处理

沟通（案例）

李奶奶，您好，请问您叫什么名字？请让我看一下您的手腕带

李奶奶，您好，我是护理员××。因为您不舒服，根据医嘱要给您行坐浴治疗，它可以帮助您减轻疼痛感，我现在给您检查一下，（李奶奶：好的）您需要去洗手间吗？我现在去准备物品，请您稍等

1.李奶奶，您好，现在要给您进行热水坐浴治疗，请您配合一下好吗？（李奶奶：好的）
2.奶奶，用物已经准备好了，请您先把裤子脱到膝盖以下好吗？您不用担心，我已经给您遮挡好了。（李奶奶：好的）
3.您要觉得水有点烫或有什么不舒服的请您立即告诉我。坐浴时间15~20 min
4.李奶奶，现在坐浴结束了，请问您有什么不舒服吗？（李奶奶：没有）好的，那您先休息一下，有事随时呼叫我们

要点说明

1.至少同时使用两种身份确认方式
2.让患者与老年人了解操作目的

向老年人及家属解释热水坐浴的目的，取得老年人配合

1.在治疗的过程中一定要保护老年人的隐私，用屏风遮挡
2.老年人坐入浴盆中臀部需完全浸泡在药液中。如果老年人不适应水温，可用纱布蘸水清洗外阴，待适应后再坐入浴盆中
3.护理员要随时注意水温，特别是在冬季要注意室温和保暖，以防老年人感冒。室温应调整在22 ℃以上

5.观察与记录
(1)治疗完毕，消毒液擦洗手，记录坐浴的开始与起止时间，治疗效果、药液温度、药液名称与剂量、老年人的反应、坐浴局部皮肤黏膜情况
(2)在治疗过程中要注意观察治疗效果、老年人的反应、皮肤情况。如果老年人出现头晕、面色苍白、乏力等症状，应立即停止坐浴

（1）坐浴时水温不可过高，防止烫伤皮肤，水温以 35～42 ℃为宜，以老年人能接受为主。水温下降后应及时调节。

（2）患处有伤口者，需使用无菌盆及溶液，坐浴后需立即换药，处理好伤口。

（3）坐浴水量不宜过多，以免坐浴时水外溢。

（4）女性患者在生理期、阴道有出血、妊娠期、有急性盆腔炎时禁止坐浴。

（5）坐浴前必须排大小便，洗净双手。

项目五　老年人常见疾病的护理

【知识目标】

◇ 了解老年人常见疾病的概念和病因
◇ 理解老年人常见疾病的典型症状、体征和并发症
◇ 掌握老年人常见疾病的护理要点

【能力目标】

◇ 运用老年人常见疾病的护理知识，对患病老年人进行初步的健康指导和病情观察
◇ 运用有效咳嗽、呼吸训练的方法及胸部叩击的技能，协助患病老年人进行呼吸功能锻炼和排痰
◇ 运用关节活动训练技术和帕金森患者步态训练技术，协助患病老年人进行活动功能训练

【素质目标】

◇ 培养尊老、敬老、爱老、助老的良好品德
◇ 具有较强的专业责任感及爱岗敬业的职业素养
◇ 与小组分享学习经验，以团队协作的形式巩固老年人常见疾病的相关知识和护理技能

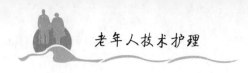

【思维导图】

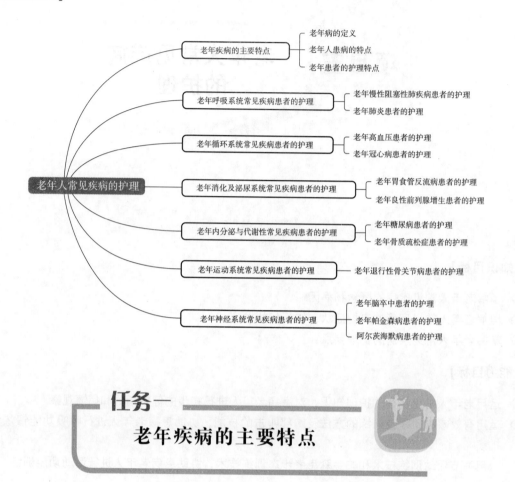

老年人常见疾病的护理
- 老年疾病的主要特点
  - 老年病的定义
  - 老年人患病的特点
  - 老年患者的护理特点
- 老年呼吸系统常见疾病患者的护理
  - 老年慢性阻塞性肺疾病患者的护理
  - 老年肺炎患者的护理
- 老年循环系统常见疾病患者的护理
  - 老年高血压患者的护理
  - 老年冠心病患者的护理
- 老年消化及泌尿系统常见疾病患者的护理
  - 老年胃食管反流病患者的护理
  - 老年良性前列腺增生患者的护理
- 老年内分泌与代谢性常见疾病患者的护理
  - 老年糖尿病患者的护理
  - 老年骨质疏松症患者的护理
- 老年运动系统常见疾病患者的护理
  - 老年退行性骨关节患者的护理
- 老年神经系统常见疾病患者的护理
  - 老年脑卒中患者的护理
  - 老年帕金森病患者的护理
  - 阿尔茨海默病患者的护理

任务一
老年疾病的主要特点

一、老年病的定义

老年病（Geriatrics）是指由于衰老引起的一系列与增龄相关的疾病及伴随的相关问题，包括衰老、长期疾病、神经退变引起的心理和生理健康等相关问题。

老年人身体各系统功能衰退，组织器官发生老化，再加上内环境日趋不稳定，更加容易发生各种疾病，严重影响老年人的生活质量。那么，患病后的治疗和护理就显得尤为重要，影响疾病的预后和转归。

二、老年人患病的特点

由于人体在老年阶段处于衰退与衰老的过程，身体各器官功能下降、结构老化，各种疾病发生率逐渐增加，病种增多且病情复杂，若未能早期诊断、治疗和护理，容易发生多种并发症从而影响生命健康。因此，老年疾病与其他年龄组疾病的患病特点有着本质的区别，在对老年患者进行评估和护理时应尽量考虑其患病特点，并注意个体差异。老年人患病的特点如表 5 - 1 所示。

表 5 - 1 老年人患病的特点

特点	具体内容
老年综合征表现，病因复杂，早期诊断困难	老年综合征指老年人由多种病因共同作用而引起同一种临床表现或问题的症候群。常见的有智力减退、跌倒、失禁、抑郁、晕厥等；老年人听力减弱，语言表达不清，记忆和感觉功能减退，理解能力和思维能力迟缓，故采集病史困难；老年人对疼痛反应不敏感，自觉症状与病理改变不成正比，因而影响老年人疾病的早期诊断
慢性疾病为主，多病共存	慢性疾病指慢性非传染性疾病，包括躯体疾病和精神疾病。老年慢性疾病的发病率为 76%~89%，明显高于中青年（23.7%）。由于老年人全身各系统存在不同程度老化，机体功能衰退，防御功能和代偿功能降低，所以常常一体多病，甚至一个脏器同时存在多种病变，疾病互相影响，症状互相掩盖难以观察
起病隐匿，症状轻，病情重	老年人神经系统和全身反应较迟钝，当疾病发生时，多数老年人没有典型症状表现，容易误诊、漏诊。当疾病发展到一定阶段，各系统器官功能处于衰竭前期，一旦出现应激反应，病情可在短时间内迅速恶化
易出现意识障碍	老年人神经系统功能衰退、脑动脉供血不足、脑细胞萎缩，大脑对各种应激状况或疾病比其他脏器耐受性更差，容易出现嗜睡、意识模糊、昏睡、谵妄甚至昏迷等意识障碍
易出现并发症	由于免疫力低下，抗病与组织修复能力差，各器官功能代偿能力降低，且长期卧床，因而容易出现水电解质紊乱、血栓和栓塞、感染、组织器官痉缩、运动障碍、压疮等多种并发症
多重用药和药物的不良反应	老年人患病通常病程长且多病共存，因此长期的多重用药和联合用药是非常普遍的，但老年人肝肾功能减退导致对药物代谢和排泄迟缓、对药物的敏感性差以及多种药物相互作用等因素，使老年人更容易发生药物不良反应
病情变化迅速，预后不良	老年人患病病程长且疾病反复发作，对身体各器官的损害不断加重，当疾病发展到一定阶段后，受到各种诱因激化，病情迅速恶化导致多器官功能衰竭，治愈率低，致残率及死亡率高

三、老年患者的护理特点

由于老年人疾病的表现、诊断、治疗、预后方面的独特特点，护理方面要与青壮年患者的护理有所区别。护理员除了要做好疾病护理外，还要做到全面而细致的评估、生活护理和心理护理，尤其要保证老年人的安全，从多种途径提供照护，使老年人保持舒适的生活状态，提高生活质量。老年患者的护理特点如表 5 - 2 所示。

表5-2 老年患者的护理特点

特点	具体内容
全面的病情评估	注意正确应用沟通技巧,通过观察、询问、体格检查、量表筛查等手段,获取全面、客观的资料
观察病情和用药	观察老年患者的意识、生命体征、病情变化,掌握老年患者的用药情况,如常用剂量、注意事项及不良反应,出现异常时要及时通知医生和护士
注重基础护理	为老年人提供清洁、安静、舒适、温湿度适宜的环境;开展护理工作时尽量保证老年人身体的舒适和房间的安静
重视饮食护理	老年患者应根据病情进食,少吃煎炸类食物,多吃富含维生素等营养丰富的清淡、新鲜食物
预见性安全防护	做好对老年患者跌倒、走失、烫伤、压疮、噎食、触电、误服及过量服药等安全事故的防护措施
注重心理护理	做好对老年患者的解释和疏导工作,耐心倾听,理解其健忘的特性,尽量满足其合理要求,使其积极配合治疗和护理
康复护理和指导	向老年患者宣传疾病预防和治疗知识,鼓励其参加社会活动,最大限度发挥其残存能力

任务二
老年呼吸系统常见疾病患者的护理

案例导入

王爷爷,81岁,吸烟史50余年,患慢性支气管炎30余年。近10年活动后出现胸闷、气喘等症状,每逢冬季便咳嗽、咳痰、气喘加重,痰多黏稠,不易咳出,且伴双下肢水肿,常需住院进行治疗。如何全面评估王爷爷的健康状况?如何帮助王爷爷进行有效的排痰护理?

一、老年慢性阻塞性肺疾病患者的护理

（一）疾病概念

慢性阻塞性肺疾病（Chronic Obstructive Pulmonary Disease，COPD）简称慢阻肺，是一种以气流受限的不完全可逆为特征的慢性肺部疾病，气流受限一般呈进行性发展，并伴有气道和肺对有害颗粒或气体所致慢性炎症的增加。

慢性阻塞性肺疾病是老年人常见疾病，随年龄增高而增多，可导致慢性肺源性心脏病、慢性呼吸衰竭等疾病的发生，是我国居民第三位主要死因。随着中国人口老龄化不断加重，慢性阻塞性肺疾病的发病率也逐年增加。我国流行病学调查显示，40 岁以上人群的慢性阻塞性肺疾病患病率为 9.9%，已成为严重的社会公共卫生问题。

（二）致病因素

1. 老化因素

老化因素，包括老年人支气管和肺组织的老化、免疫球蛋白减少、自主神经功能失调、呼吸道防御功能及免疫功能降低等因素。因此，随年龄增加，慢性阻塞性肺疾病患病率和死亡率不断增加。

2. 吸烟

吸烟是慢性阻塞性肺疾病最常见的危险因素，烟草中的焦油、尼古丁等成分可损伤气道上皮细胞，使支气管黏膜充血水肿和黏液积聚，易引起感染。

3. 呼吸道感染

呼吸道感染是诱发慢性阻塞性肺疾病加重的重要因素，长期反复感染可破坏气道正常的防御功能，从而造成细支气管和肺泡的损伤。

4. 职业粉尘及化学物质

接触浓度过大或长时间接触烟雾、过敏源、工业废气等，均可导致慢性阻塞性肺疾病。

5. 室内外空气污染

大气中的二氧化硫、二氧化氮、氯气等有害气体可损伤气道黏膜，并有细胞毒作用，使纤毛清除功能下降，黏液分泌增多，为细菌感染创造条件。

6. 其他因素

如哮喘、高气道反应、家族史等。

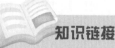 **知识链接**

吸烟与慢性阻塞性肺疾病

吸烟是目前导致全球可预防性死亡的首要死因，是多种疾病的主要危险因素，也是慢性阻塞性肺疾病（COPD）最重要的发病原因。吸烟者慢性支气管炎的患病率比不吸烟者高2~8倍，烟龄越长，吸烟量越大，慢性阻塞性肺疾病患病率也就越高。慢性阻塞性肺疾病严重影响老年患者的生命质量，且该病病死率较高，给老年患者及其家庭以及社会带来沉重的经济负担。在国外，80%~90%的慢性阻塞性肺疾病患者是吸烟者，国内这一比例也高达71.6%，吸烟与慢性阻塞性肺疾病发病及病程的关系均比较密切。

（三）临床表现

慢性阻塞性肺疾病主要表现为咳嗽、咳痰、气短或呼吸困难，通常以慢性咳嗽为首发症状，气短或呼吸困难是标志性症状。除具有一般慢性阻塞性肺疾病的常见表现以外，老年慢性阻塞性肺疾病患者还具有不同的特点。老年慢性阻塞性肺疾病患者的临床表现如表5-3所示。

表5-3　老年慢性阻塞性肺疾病患者的临床表现

特点	具体内容
气短或呼吸困难	老年人随着气道阻力的增加，呼吸功能发展为失代偿时，轻度活动甚至静息时即有气短、胸闷发作
慢性咳嗽、咳痰	慢性咳嗽通常是慢性阻塞性肺疾病患者的首发症状，睡前及晨起时咳嗽较重，白天症状轻。痰为白色黏液或浆液性泡沫痰，急性发作痰量增多，可有脓痰
体征表现	早期可无异常，晚期可有肺气肿特征，桶状胸、双侧语颤减弱、肺部过清音、双肺呼吸音减弱，呼气延长，合并呼吸道感染可闻及干、湿啰音
机体反应差	老年人机体反应能力差，症状体征不显著，如急性感染时体温不升、白细胞不高、咳嗽喘息不明显等，体格检查表现精神萎靡、发绀、呼吸音低或肺内干、湿啰音等
反复感染，并发症多	老年人气道防御功能减退，体质下降，易反复感染，肺心病、休克、自发性气胸、呼吸衰竭、肺性脑病、弥散性血管内凝血（DIC）等并发症的发生率增高
焦虑、抑郁	由于慢性阻塞性肺疾病病程长、疗效差、反复发作，且呈逐年加重趋势，老年慢性阻塞性肺疾病患者可出现焦虑、抑郁的心理状态，社交活动明显减少

（四）检查和治疗

通过血液常规检查、血气分析、痰液检查、肺功能检查及X线检查（图5-1）等，便于分析、判断病情变化。治疗上急性加重期以控制感染改善症状为主，对并发较严重呼吸衰竭的老年患者可酌情使用机械通气；稳定期以改善肺功能与预防感染为主，具体方法包括药物治疗和长期氧疗，对严重夜间低氧血症的老年患者可实施夜间无创机械通气。

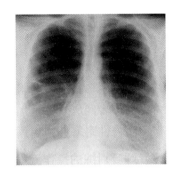

图5-1 慢性阻塞性肺疾病X线检查

（五）护理措施

护理的目标是让老年慢性阻塞性肺疾病患者减轻或消除呼吸困难症状；能够有效排痰，保持气道通畅；情绪稳定，活动增加；减少急性期发作和并发症的发生，老年慢性阻塞性肺疾病患者的护理措施如表5-4所示。

表5-4 老年慢性阻塞性肺疾病患者的护理措施

护理	具体措施
一般护理	提供安静卫生、空气清新的环境，严格避免烟雾、粉尘和刺激性气体；采取舒适体位，根据病情适当安排运动，如散步、打太极拳等；病情较重者，鼓励其在床边活动，并做好安全防护；急性加重期应以卧床休息为主，取半卧位或坐位，以利于呼吸运动
饮食护理	根据老年患者的病情和饮食习惯给予高热量、高蛋白、高维生素、低盐的饮食，并适量补充水分，进餐后不宜立即平卧
病情观察	观察呼吸的频率、深度、节律变化及呼吸困难的程度；观察咳、痰、喘症状，注意痰液性状、黏稠度、痰量；观察体温变化、有无胸痛等症状，突然出现胸痛、咳嗽、呼吸困难加重，提示自发性气胸
保持呼吸道通畅	指导老年患者有效咳嗽，协助其翻身，为其拍背，在医护人员指导下酌情采用胸部叩击、超声雾化、机械吸引等措施，促进痰液排出；可鼓励老年患者多饮水，使痰液稀释易于排出，保持气道畅通
氧疗	呼吸困难伴低氧血症者，提倡长期氧疗，一昼夜持续吸入低浓度氧15 h以上，一般采用鼻导管持续低流量吸氧，流量为1~2 L/min，避免吸入氧浓度过高而引起二氧化碳潴留。氧疗有效指标为老年患者呼吸困难减轻、呼吸频率减慢、发绀减轻、心率减慢、活动耐力增加
用药护理	常用药物有支气管扩张剂、糖皮质激素、止咳药及祛痰药。老年患者基础疾病多，病情复杂且危重程度高，故老年患者用药充分，疗程长，且治疗方案会根据监测结果随时调整，护理时要按医嘱正确及时给药，并注意其心肺功能改善情况，注意观察药物疗效及不良反应
心理护理	其老年患者可出现焦虑、抑郁的心理状态，抑郁会使其变得畏缩，与外界隔离，甚至失眠，对自己的生活满意度下降。护理员应在其病情允许的情况下，鼓励其参加各种团体活动，发展个人的社交网络，情绪的改善和社交活动的增加可有效改善其睡眠的质量，增强其对抗疾病的信心
健康指导	教育和督促老年患者戒烟；告之氧疗的方法及注意事项，严禁烟火，防止爆炸；注意防寒、保暖，防治各种呼吸道感染；每天进行缩唇呼吸和腹式呼吸锻炼，改善呼吸功能；提醒老年患者注意自己的情绪，保持良好的心态

（六）呼吸功能锻炼——缩唇呼吸

1. 操作目的

（1）通过缩唇形式的微弱阻力来延长呼气时间，增加气道压力，延缓气道陷闭。

（2）提高患者潮气量，增加肺泡的通气量，使缺氧症状得以缓解，减轻呼吸困难。

（3）预防慢性阻塞性肺疾病急性发作，尽可能恢复受损的肺功能。

2. 缩唇呼吸训练的操作流程

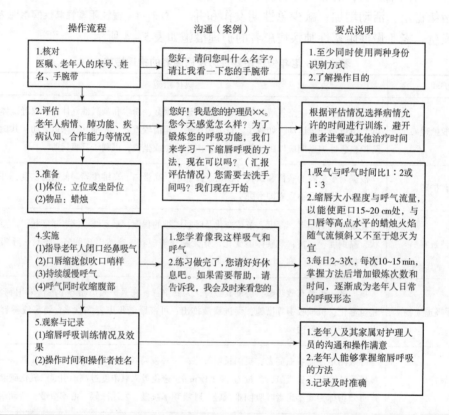

操作流程	沟通（案例）	要点说明
1.核对 医嘱、老年人的床号、姓名、手腕带	您好，请问您叫什么名字？请让我看一下您的手腕带	1.至少同时使用两种身份识别方式 2.了解操作目的
2.评估 老年人病情、肺功能、疾病认知、合作能力等情况	您好！我是您的护理员××。您今天感觉怎么样？为了锻炼您的呼吸功能，我们来学习一下缩唇呼吸的方法，现在可以吗？（汇报评估情况）您需要去洗手间吗？我们现在开始	根据评估情况选择病情允许的时间进行训练，避开患者进餐或其他治疗时间
3.准备 (1)体位：立位或坐卧位 (2)物品：蜡烛		1.吸气与呼气时间比1:2或1:3 2.缩唇大小程度与呼气流量，以能使距口15~20 cm处，与口唇等高点水平的蜡烛火焰随气流倾斜又不至于熄灭为宜 3.每日2~3次，每次10~15 min，掌握方法后增加锻炼次数和时间，逐渐成为老年人日常的呼吸形态
4.实施 (1)指导老年人闭口经鼻吸气 (2)口唇缩拢似吹口哨样 (3)持续缓慢呼气 (4)呼气同时收缩腹部	1.您学着像我这样吸气和呼气 2.练习做完了，您请好好休息吧。如果需要帮助，请告诉我，我会及时来看您的	
5.观察与记录 (1)缩唇呼吸训练情况及效果 (2)操作时间和操作者姓名		1.老年人及其家属对护理人员的沟通和操作满意 2.老年人能够掌握缩唇呼吸的方法 3.记录及时准确

注意事项

（1）在老年患者病情稳定时进行锻炼，避开气促、活动后、进餐及各种治疗时间。

（2）根据老年患者耐受情况制定训练频次，每次练习后适当休息，避免过度劳累。

（3）及时评价老年患者掌握程度，并加以调整。

二、老年肺炎患者的护理

(一) 疾病概念

老年肺炎 (Senile Pneumonia) 即 65 岁以上老年人所患肺炎,是指由各种病原体引起的老年肺实质性炎症,其中细菌感染最常见。老年人由于机体老化、呼吸系统解剖和功能的改变,导致全身和呼吸系统的防御和免疫功能降低,各重要器官功能储备减弱或罹患多种慢性严重疾病。据统计,我国每年患肺炎病例数达 250 万例,死亡 12.5 万例,其中老年人占 70%。因此,老年肺炎是老年人的常见疾病,也是老年人的危重疾病,是导致老年人死亡的重要原因。

(二) 致病因素

1. 老化因素

老年人呼吸功能减退,吞咽与声门动作常不协调,在吞咽时易将常居菌、分泌物或者食物等误吸入肺而导致吸入性肺炎。老年人呼吸道纤毛运动能力减弱,清除呼吸道分泌物能力下降,造成呼吸道分泌物聚集、咳嗽反射差等,导致排痰功能降低,从而易使细菌进入下呼吸道产生肺炎。此外,老年人免疫功能减退,从而对致病菌的防御功能大为减弱,细菌易在肺内繁殖、生长后引起肺部感染,导致严重肺炎。

2. 病原菌

引起老年人获得性肺炎以肺炎球菌最为常见,此外还有支原体、衣原体、流感嗜血杆菌和呼吸道病毒等。老年人从空气中吸入的病原菌,导致呼吸道黏膜损害加重,纤毛运动减弱,淋巴组织萎缩,消除功能降低,防御功能减弱。

3. 合并慢性病

肺炎球菌是寄居在口腔和鼻咽部的正常菌群,当机体免疫力降低或受损时就会侵入机体而致病。老年人合并疾病较多,如慢性支气管炎、慢性阻塞性肺疾病、肺结核、肺肿瘤、贫血、糖尿病等都会降低机体免疫力,促进肺炎的发生。

4. 其他因素

医源性、寒冷、饥饿、疲劳、酗酒等因素使机体抵抗力降低易诱发肺炎。

知识链接

肺炎球菌疫苗

肺炎球菌是老年肺炎最重要的致病菌。肺炎球菌疫苗由 23 种最常见的血清组合而成,占感染因素的 90%,其对老年人肺炎球菌肺炎的保护率可达 60%~70%。虽然注射疫苗尚有许多争议,但中国疾病预防控制中心 (CDC) 仍推荐老年人、居住养老院 (或长期护理机构) 的人群每 5 年重复接种肺炎球菌疫苗。

（三）临床表现

老年肺炎是老年人的危重疾病，致死率很高。由于老年人身体素质的变异，肺炎表现不典型，常给临床诊断、治疗、护理带来很大困难，除具有一般肺炎的常见表现以外，老年肺炎患者还具有其显著特点。老年肺炎患者的临床表现如表5-5所示。

表5-5　老年肺炎患者的临床表现

特点	具体内容
起病隐匿，临床症状不典型	一般肺炎起病急骤、畏寒高热等症状明显，而老年肺炎起病较隐匿，临床症状不典型，常无明显高热、咳嗽、咳痰、胸痛等典型肺炎症状。老年肺炎多以低热为主，较常见的症状为呼吸频率增加、呼吸急促或呼吸困难
全身症状常见	首发症状多以消化道症状突出，表现为腹痛、食欲不振、恶心呕吐等，或心率增快、心律失常等心血管症状，或精神萎靡、乏力、谵妄意识模糊等神经精神症状，重者血压下降，甚至昏迷
肺部体征	老年肺炎极少出现典型肺炎的语颤增强、支气管呼吸音等肺实质体征，可出现脉速、呼吸增快、呼吸音减弱、肺底部可闻及干、湿啰音
病程长，并发症多	老年肺炎常为多种病原菌合并感染，耐药情况多见，病灶吸收缓慢，病程漫长，容易并发呼吸衰竭、心力衰竭、败血症或脓毒血症、休克、DIC、电解质紊乱和酸碱失衡失调等严重并发症

（四）检查和治疗

通过血液常规、血气分析、痰培养及X线等检查便于诊断和判断病情变化，降钙素原（图5-2）是诊断和监测细菌性感染的重要参数，在细菌性感染的诊断、严重程度判断和随访等方面有重要价值。治疗上老年肺炎应采取以抗感染为主的综合治疗方案，以达到去除诱因、改善呼吸功能、积极防治并发症、降低老年肺炎死亡率的目标。应提早、足量针对致病菌应用抗生素，重症者联合用药，同时应注意相关基础疾病的治疗。老年肺炎患者用药后，血药浓度较年轻人高，半衰期延长，易发生毒副作用，特别是有肝肾基础疾病者，均需慎重。

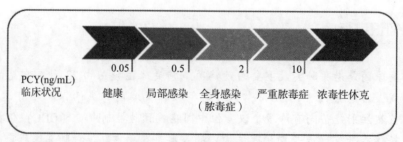

PCY(ng/mL)	0.05	0.5	2	10
临床状况	健康	局部感染	全身感染（脓毒症）	严重脓毒症 浓毒性休克

图5-2　降钙素原感染诊断

（五）护理措施

护理的目标是让老年肺炎患者学会有效咳嗽、咳痰和呼吸的方法，减轻或消除呼吸困难症状，呼吸功能得到改善，机体抵抗力有所增强，没有或少有并发症发生。老年肺炎患者的护理措施如表5-6所示。

表5-6　老年肺炎患者的护理措施

护理	具体措施
一般护理	室内空气新鲜，温度在22~26 ℃，湿度为50%~70%，定时开窗换气；老年患者应卧床休息，抬高床头60°，并发休克者取仰卧中凹位，长期卧床者若无禁忌抬高床头30°~45°；注意加强口腔护理，减少吸入性肺炎的发生；减少探视，保证老年患者充足的休息和睡眠时间，减少耗氧量
饮食护理	给予清淡、易消化、高热量、高蛋白质、高维生素饮食及充足的水分，少量多餐；对严重吞咽困难和已发生误吸的老年患者给予鼻饲饮食，以补充疾病对其的营养消耗
病情观察	密切观察老年患者的体温、脉搏、呼吸、血压、神志、心率及心律等变化，警惕呼吸衰竭、心力衰竭、休克等并发症的发生；若老年患者出现面色苍白、皮肤黏膜发绀、体温不升或高热、脉搏细数、心率加快、呼吸困难、血压下降、烦躁及意识模糊等周围循环衰竭征象则提示病情加重，立即报告医护人员
保持呼吸道通畅	指导老年患者有效咳嗽、咳痰，协助其翻身，为其拍背，在医护人员指导下酌情采用胸部叩击、超声雾化、机械吸引等措施，促进痰液排出。可鼓励老年患者多饮水，使痰液稀释易于排出，保持气道畅通
氧疗	采用鼻导管或面罩给予较高浓度氧气（40%~60%）吸入，合并肺气肿、肺心病等基础疾病伴有二氧化碳潴留者应采取低浓度（30%）以下给氧；重症肺炎老年患者应及早应用机械通气
用药护理	正确选用抗生素是治疗老年肺炎的关键，遵医嘱应用青霉素类或头孢类抗生素前应详细询问过敏史，过敏试验为阴性者方可用药；抗生素应现用现配，以免药物在室温下时间过长效价降低；用药时和用药后监测药物的疗效和不良反应，出现异常，立即报告医护人员
心理护理	影响老年患者治疗效果的因素有很多，如体质弱、病程长、易反复、并发症多等。这些因素都会导致老年患者抵触治疗和护理。要积极地与老年患者进行沟通，及时、耐心地解答疑问，讲解有关疾病的知识，增强其康复信心，使其积极配合治疗
健康指导	向老年肺炎患者讲解肺炎的病因和诱因，督促其注意休息、劳逸结合；注意防寒、保暖，防治各种呼吸道感染；教会其有效咳嗽、咳痰的方法；告知其氧疗的方法及注意事项，严禁烟火，防止爆炸

（六）有效咳嗽、咳痰训练

1. 操作目的

保持呼吸道通畅，避免痰液淤积；预防感染，提高药效，促进病情恢复。

2. 有效咳嗽、咳痰训练的操作流程

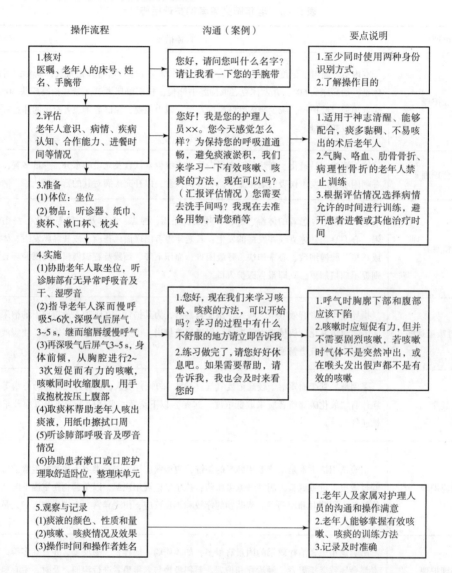

操作流程	沟通（案例）	要点说明
1.核对 医嘱、老年人的床号、姓名、手腕带	您好，请问您叫什么名字？请让我看一下您的手腕带	1.至少同时使用两种身份识别方式 2.了解操作目的
2.评估 老年人意识、病情、疾病认知、合作能力、进餐时间等情况	您好！我是您的护理人员××。您今天感觉怎么样？为保持您的呼吸道通畅，避免痰液淤积，我们来学习一下有效咳嗽、咳痰的方法，现在可以吗？（汇报评估情况）您需要去洗手间吗？我现在去准备用物，请您稍等	1.适用于神志清醒、能够配合，痰多黏稠、不易咳出的术后老年人 2.气胸、咯血、肋骨骨折、病理性骨折的老年人禁止训练 3.根据评估情况选择病情允许的时间进行训练，避开患者进餐或其他治疗时间
3.准备 (1)体位：坐位 (2)物品：听诊器、纸巾、痰杯、漱口杯、枕头		
4.实施 (1)协助老年人取坐位，听诊肺部有无异常呼吸音及干、湿啰音 (2)指导老年人深而慢呼吸5~6次，深吸气后屏气3~5 s，继而缩唇缓慢呼气 (3)再深吸气后屏气3~5 s，身体前倾，从胸腔进行2~3次短促而有力的咳嗽，咳嗽同时收缩腹肌，用手或抱枕按压上腹部 (4)取痰杯帮助老年人咳出痰液，用纸巾擦拭口周 (5)听诊肺部呼吸音及啰音情况 (6)协助患者漱口或口腔护理取舒适卧位，整理床单元	1.您好，现在我们来学习咳嗽、咳痰的方法，可以开始吗？学习的过程中有什么不舒服的地方请立即告诉我 2.练习做完了，请您好好休息吧。如果需要帮助，请告诉我，我也会及时来看您的	1.呼气时胸廓下部和腹部应该下陷 2.咳嗽时应短促有力，但并不需要剧烈咳嗽，若咳嗽时气体不是突然冲出，或在喉头发出假声都不是有效的咳嗽
5.观察与记录 (1)痰液的颜色、性质和量 (2)咳嗽、咳痰情况及效果 (3)操作时间和操作者姓名		1.老年人及家属对护理人员的沟通和操作满意 2.老年人能够掌握有效咳嗽、咳痰的训练方法 3.记录及时准确

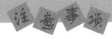

（1）在老年患者病情稳定时，避开进餐及各种治疗时间进行训练。

（2）适用于神志清醒，能够配合，痰多黏稠、不易咳出或术后老年患者。

（3）气胸、咯血、肋骨骨折、病理性骨折老年患者禁止训练。

（七）手法辅助排痰——背部叩击

1. 操作目的

为不能有效咳痰的老年人叩背，促进痰液排出，避免痰液淤积。

2. 背部叩击的操作流程

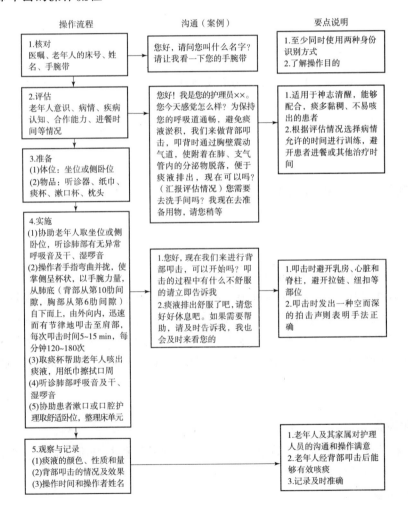

操作流程	沟通（案例）	要点说明
1.核对 医嘱、老年人的床号、姓名、手腕带	您好，请问您叫什么名字？请让我看一下您的手腕带	1.至少同时使用两种身份识别方式 2.了解操作目的
2.评估 老年人意识、病情、疾病认知、合作能力、进餐时间等情况	您好！我是您的护理员××。您今天感觉怎么样？为保持您的呼吸道通畅，避免痰液淤积，我们来做背部叩击，叩背时通过胸壁震动气道，使附着在肺、支气管内的分泌物脱落，便于痰液排出，现在可以吗？（汇报评估情况）您需要去洗手间吗？我现在去准备用物，请您稍等	1.适用于神志清醒，能够配合，痰多黏稠、不易咳出的患者 2.根据评估情况选择病情允许的时间进行训练，避开患者进餐或其他治疗时间
3.准备 (1)体位：坐位或侧卧位 (2)物品：听诊器、纸巾、痰杯、漱口杯、枕头		
4.实施 (1)协助老年人取坐位或侧卧位，听诊肺部有无异常呼吸音及干、湿啰音 (2)操作者手指弯曲并拢，使掌侧呈杯状，以手腕力量从肺底（背部从第10肋间隙，胸部从第6肋间隙）自下而上，由外向内，迅速而有节律地叩击至肩部，每次叩击时间5~15 min，每分钟120~180次 (3)取痰杯帮助老年人咳出痰液，用纸巾擦拭口周 (4)听诊肺部呼吸音及干、湿啰音 (5)协助患者漱口或口腔护理取舒适卧位，整理床单元	1.您好，现在我们来进行背部叩击，可以开始吗？叩击的过程中有什么不舒服的请立即告诉我 2.痰液排出舒服了吧，请您好好休息吧。如果需要帮助，请及时告诉我，我也会及时来看您的	1.叩击时避开乳房、心脏和脊柱，避开拉链、纽扣等部位 2.叩击时发出一种空而深的拍击声则表明手法正确
5.观察与记录 (1)痰液的颜色、性质和量 (2)背部叩击的情况及效果 (3)操作时间和操作者姓名		1.老年人及其家属对护理人员的沟通和操作满意 2.老年人经背部叩击后能够有效咳痰 3.记录及时准确

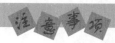

（1）在老年患者病情稳定时，避开进餐及各种治疗时间进行训练。

（2）适用于神志清醒，能够配合，痰多黏稠、不易咳出或术后老年患者。

（3）气胸、咯血、肋骨骨折、病理性骨折患者禁止训练。

任务三 老年循环系统常见疾病患者的护理

案例导入

孙爷爷，65岁，1年前发现患有高血压、冠心病，平时生活无规律，经常熬夜打麻将，口味偏咸且有烟酒嗜好，不能按医嘱服用降压药，近期因情绪激动，自感头晕、头痛、心悸气短。如何对孙爷爷进行健康指导？

一、老年高血压患者的护理

（一）疾病概念

老年高血压（Hypertension in the Elderly）是指年龄大于65周岁、血压持续或非同日3次以上超过标准血压，即收缩压≥140 mmHg（18.6 kPa）和（或）舒张压≥90 mmHg（12.0 kPa）可定义为老年高血压。若收缩压≥140 mmHg及舒张压<90 mmHg，则定义为老年单纯收缩期高血压。我国65岁以上老年人高血压的患病率高达49%，大于80岁的高龄老年人患病率接近90%，是罹患脑卒中、心肌梗死乃至造成心血管死亡的首要危险因素。

（二）致病因素

1. 老化因素

与血压有关的老化因素有大动脉顺应性降低、血管粥样与纤维性硬化、激素反应性降低、压力感受器敏感性降低以及肾脏排钠能力低等。

2. 遗传因素

原发性高血压的发病有较明显的家族集聚性，双亲均有高血压，其子女以后发生高血压的概率增高。在遗传表型上，不仅血压升高发生率体现遗传性，而且在血压升高程度、并发症以及其他有关因素（如肥胖）方面，也有遗传性。

3. 环境因素

寒冷的气候、长期精神紧张、长期受环境噪声及不良视觉刺激者易患高血压。

4. 生活方式

长期摄入食盐过多、活动少、吸烟、酗酒等不良生活方式易导致高血压。

5. 其他因素

服用避孕药或患有阻塞性睡眠呼吸暂停综合征等易患高血压。

知识链接

什么是"白大衣"高血压

有些老年患者仅在医生诊病时血压升高，而由老年患者自己或家属在家测量血压或用自动装置记录 24 h 血压则属于正常血压，这种高血压称为"白大衣"高血压或"门诊"高血压。这是由于他们走进医院，一见到穿白大褂的医生查病就心情紧张、心跳加快，造成血压升高。

（三）临床表现

老年高血压病起病隐匿，进展缓慢，早期临床症状不明显。老年人对血压升高可无任何自觉症状或仅有轻度头晕、头痛、乏力、心悸、记忆力减退等症状，往往以并发症为首发症状，如心力衰竭、突发的脑血管意外（脑出血或脑血栓形成），或合并冠心病、肾功能不全等。老年高血压的临床表现与中青年有所不同，老年高血压患者的临床表现如表 5 - 7 所示。

表 5 - 7　老年高血压患者的临床表现

特点	具体内容
以收缩压升高为主	老年人血管弹性差，随着年龄增长，其主动脉可硬化至近乎无弹性，心脏射血时主动脉不能充分扩张，致使收缩期血压骤增，而在心脏舒张期动脉无明显回缩，致使舒张压骤降，表现为收缩压升高、舒张压降低，由此导致脉压增大。脉压反映了血液循环的波动性，是衡量大动脉僵硬程度的可靠指标
血压波动大	收缩压尤其明显，这主要是因为老年患者血管压力感受器敏感性降低，反应迟钝，对血压波动的调节功能减弱。另外，进餐、体位、昼夜、季节、疲劳、情绪等因素也会造成血压不稳定
血压易受体位变动的影响	体位性低血压的发生率较高，特别是在抗高血压药物治疗中更易发生，出现伴随体位改变的头晕、昏厥等脑供血不足的表现，这与压力感受器敏感性减退也有关系
并发症多且严重	老年患者高血压和动脉硬化互为因果，易出现心脑血管意外、肾脏病变、眼底病变等，其中冠心病、脑卒中为常见且严重的并发症，致残、致死率高

续表

特点	具体内容
易出现假阳性 高血压	老年人动脉粥样硬化明显，变硬的肱动脉难以被袖带气囊完全阻断血流，这种间接测法所获得的血压明显高于动脉内实际压力，一般可高 30~80 mmHg，按此读数降压则易因过度治疗而造成低血压，甚或危及生命。袖带充气压超过所测血压 20 mmHg，可摸及桡动脉搏动，提示假性高血压。另外，"白大衣"高血压在临床也不少见，采用动态血压监测可更客观地反映血压波动情况

（四）检查和治疗

老年患者通过检查血常规、尿常规、肾功能、血糖、血脂分析、血尿酸等，可发现高血压对靶器官损害情况；通过心电图、超声心动图、X 线等检查可发现心脏结构及功能上的损害；通过眼底检查有助于了解高血压严重程度；24 h 动态血压监测有助于判断高血压的严重程度，了解血压变异性和血压昼夜节律，指导降压治疗和评价降压药物疗效。治疗护理的主要目标是将血压调整至适宜水平，避免过度降低血压。现行的多数高血压指南建议将老年人血压控制在 140/90 mmHg 以下。80 岁以上高龄老年人降压的目标值为 150/90 mmHg 以下，老年患者胃肠吸收功能、肝肾功能、受体敏感度的差别很大，治疗效果也有很大的个体差异。所以治疗应从小剂量开始，给药间隔也宜延长，应用合适的个体给药治疗方案。

📖 **知识链接**

老年人常用降压药物及不良反应如表 5-8 所示。

表 5-8　老年人常用降压药物及不良反应

种类	药名	主要不良反应
利尿剂	氢氯噻嗪 氨苯蝶啶 呋塞米	乏力、低血钾、低血钠、高血糖、高血尿酸血症 加重氮质血症 电解质紊乱
β 受体拮抗剂	普萘洛尔 美托洛尔 比索洛尔	负性肌力作用、心动过缓、周围血管病、呼吸道阻塞性疾病慎用或禁用
钙通道阻滞剂	硝苯地平	疲劳、头晕、头痛、面部潮红、心动过速、外周水肿
血管紧张素 转换酶抑制剂	卡托普利 依那普利 贝那普利	皮疹、咳嗽、血管神经性水肿、头晕、肾损害、高钾血症、肾动脉狭窄者禁用，同时用保钾利尿药应谨慎
血管紧张素 II 受体拮抗剂	氯沙坦 缬沙坦 厄贝沙坦	轻微而短暂的头痛、眩晕、心悸、腹泻等

注：具体注意事项和不良反应请参考药物使用说明书。

（五）护理措施

护理的目标是老年高血压患者能有效控制血压，缓解头痛等症状；学会自我防护知识，能够避免意外及身体伤害，并发症得到有效防治。老年高血压患者的护理措施如表 5 – 9 所示。

表 5 – 9　老年高血压患者的护理措施

护理	具体措施
一般护理	为老年患者提供安全、安静、舒适的环境；改变体位时，动作要缓慢，以防直立性低血压而引起晕厥；老年高血压患者意识发生改变，应绝对卧床休息，床头抬高 15°~30°，做好口腔护理和皮肤护理，以避免口腔溃疡和压疮的发生，治疗护理应相对集中，动作轻巧，尽量减少人员探视，保证睡眠充足；避免老年高血压患者出现劳累、精神紧张；适当活动，运动量及运动方式的选择以运动后自我感觉良好、体重保持理想为标准，以降压减肥，改善脏器功能
饮食护理	减少钠盐摄入，每日食盐量以不超过 6 g 为宜；补充钙和钾盐，多吃新鲜蔬菜、水果、豆类、牛奶；增加粗纤维食物摄入，预防便秘；控制体重，减少脂肪摄入，控制在总热量的 25% 以下；戒烟限酒
病情观察	老年患者血压波动较大，应每日定时、多次测量血压，易发生直立性低血压，测血压时可加测立位血压，关注 24 h 血压是否得到平稳控制，尤其是清晨血压是否达标；同时注意观察有无靶器官损害的征象；一旦发现血压急剧升高，剧烈头痛、呕吐、烦躁不安、大汗、视力模糊、面色及神志改变和肢体运动障碍等症状，立即报告医护人员
用药护理	应用降压药时不可随意增减药量，漏服、补服上次剂量或突然停药，以防止诱发高血压危象、高血压脑病等急症；用药期间易出现直立性低血压，选择平静休息时服药，服药后继续休息一段时间再下床活动，起床或改变体位时动作不宜太快，洗澡水不宜过热，下床活动时站立时间不宜过久，发生头晕时立即平卧，抬高下肢以增加回心血量和脑部供血，外出时应有人陪伴；监测血压的变化，密切观察药物疗效及不良反应
心理护理	给予有效的心理疏导使老年高血压患者保持心情舒畅和心态平衡，避免情绪激动、过度紧张和焦虑，帮助其树立战胜疾病的信心
健康指导	为老年患者讲解控制血压和终身治疗的必要性；告知其药物的名称、疗效与不良反应，强调规律服药的重要性，不可随意增减药量，或漏服、补服药物，或突然停药；告知其监测血压的重要性，测压前 30 min 不运动、不洗澡、不吸烟，不喝浓茶或咖啡等刺激性饮料；教育和督促老年患者戒除不良嗜好，适当运动，保持心态平和

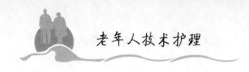

二、老年冠心病患者的护理

（一）疾病概念

冠心病是冠状动脉粥样硬化性心脏病（Coronary Atherosclerotic Heart Disease）的简称。冠状动脉粥样硬化，血管腔狭窄或阻塞，以及（或）因冠状动脉功能性改变（痉挛）导致心肌缺血缺氧或坏死而引起的心脏病，是老年人最常见的心脏病。世界卫生组织（WHO）将冠心病分为 5 型，即无症状性心肌缺血、心绞痛、心肌梗死、缺血性心肌病、猝死型冠心病。心绞痛是冠心病最常见的类型，而老年人急性心肌梗死的发病率较中青年高，且高龄老年人急性心肌梗死的病死率较高。所以本节对老年冠心病患者的护理主要从心绞痛和心肌梗死两方面讲解。

（二）致病因素

1. 年龄、性别

冠心病的发病率和死亡率均随年龄增加而明显增多。70 岁以上的老年人几乎都患有不同程度的冠心病。男性多见，男女患病比例约为 2∶1，女性多在绝经后发生，与雌激素水平下降有关。

2. 三高

高脂血症是冠心病重要的预测因素，高密度脂蛋白降低，低密度脂蛋白增高者，发生冠心病的机会较高。高血压患者冠心病的患病率较血压正常人高 3～4 倍，与高血压加速动脉粥样硬化形成有关。糖尿病患者比无糖尿病者的冠心病发病率高 2 倍。

3. 生活方式

体力劳动少、长期精神紧张、长期吸烟、高脂、高热量、高盐饮食、饮酒等是冠心病的危险因素，肥胖是冠心病的重要危险因素，可增加冠心病死亡率。

4. 遗传因素

由于遗传因素所致代谢缺陷，可导致高脂血症、肥胖和高血压等，从而促进动脉粥样硬化形成，促发冠心病。

5. 其他因素

A 型性格（争强好胜、竞争性强）有较高的冠心病患病率，可能与体内儿茶酚胺类物质浓度长期过高有关。血尿酸增高以及某些内分泌病也为常见的易患因素。血小板和凝血机制改变在冠状动脉粥样硬化形成中也起着重要的作用。

知识链接

不同年龄和性别的冠心病发病率如表 5 – 10 所示。

表 5 – 10　不同年龄和性别的冠心病发病率

年龄/岁	男性占比/%	女性占比/%
45 ~ 54	21.6	6.9
55 ~ 64	40.3	16.8
65 ~ 74	45.1	27.2
75 ~ 84	50.5	46.8

（三）临床表现

老年冠心病患者的病史长，病变累及多支血管，常有陈旧性心肌梗死且可伴有不同程度的心功能不全，感受性低，多无典型症状，可表现为慢性稳定型心绞痛，也可以急性冠状动脉综合征（包括不稳定型心绞痛、急性心肌梗死及冠心病猝死）为首发症状。老年冠心病患者的临床表现如表 5 – 11 所示。

表 5 – 11　老年冠心病患者的临床表现

分型	具体内容
无症状性心肌缺血	无症状性心肌缺血也称隐匿性冠心病，包括症状不典型、真正无症状以及有冠心病史但无症状者。患者虽无自觉症状，但静息、动态或运动心电图有 ST 段压低，T 波低平或倒置等心肌缺血性改变
心绞痛	由一时性心肌供血不足引起，表现为胸骨体上段或中段之后可波及心前区，出现压迫、发闷或紧缩性疼痛，偶伴濒死感觉，常放射至左肩、左臂内侧达无名指和小指，或至颈、咽或下颌部。稳定型心绞痛在劳累、情绪激动、急性循环衰竭等心脏负荷增加时可诱发，疼痛出现后常逐渐加重，5 min 内逐渐消失，可数天或数周发作一次，亦可一天内多次发作，休息或含服硝酸甘油可缓解。不稳定型心绞痛休息状态下发作或较轻微活动即可诱发，在一个月内疼痛发作的频率增加、程度加重、时限延长，硝酸酯类药物缓解作用减弱
心肌梗死	由冠状动脉闭塞致心肌急性缺血性坏死所致，表现为持久的胸骨后剧烈疼痛，持续时间常大于 20 min，常伴濒死感觉。疼痛为最早出现的最突出的症状，可向上腹部、下颌、颈部、肩部、背部放射。少数患者无疼痛，一开始即表现为休克或急性心力衰竭
缺血性心肌病	表现为心脏增大、心力衰竭和心律失常，为长期心肌缺血导致心肌纤维化引起
猝死	猝死指自然发生、出乎意料的死亡。半数以上心性猝死是由冠心病所致。因原发性心脏骤停而猝然死亡，多为缺血心肌局部发生电生理紊乱，引起严重的窦性心律失常所致

（四）检查和治疗

冠心病通过心电图、放射性核素、冠状动脉造影、血清心肌坏死标记物等检查可诊断。治疗原则是增加冠状动脉血供和减少心肌氧耗，使心肌供氧和耗氧达到新的平衡，尽力挽救缺血心肌，降低病死率。可选用钙通道阻滞剂、硝酸酯类药物、转换酶抑制剂进行治疗。同时，注意对冠心病危险因素的治疗，如降压治疗、调脂治疗、糖尿病治疗、戒烟、禁酒等。合并心衰及心律失常时需加用纠正心衰及抗心律失常的治疗，必要时可进行冠心病的介入治疗，严重者可考虑进行外科搭桥手术。冠状动脉血管如图 5 - 3 所示。

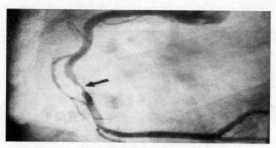

图 5 - 3　冠状动脉血管

（五）护理措施

心绞痛的护理目标是使老年人疼痛症状缓解或消失，活动耐力增强，救护措施有效，预防心肌梗死。老年心绞痛患者的具体护理措施如表 5 - 12 所示。

表 5 - 12　老年心绞痛患者的具体护理措施

护理	具体措施
一般护理	疼痛发作期叮嘱老年患者立即停止活动，坐下或半卧位休息，立即舌下含服硝酸甘油或硝酸异山梨酯片，遵医嘱吸氧，2~3 L/min，安慰老年患者，解除老年患者的紧张情绪。缓解期要注意生活规律，劳逸结合，适当运动，避免寒冷刺激，保证充足睡眠，保持排便通畅，切忌用力排便
饮食护理	以低热量、低盐、低脂、低胆固醇、高维生素、高纤维素、适量蛋白、清淡易消化的饮食为主；少量多餐，避免过饱，严禁暴饮暴食，避免刺激性食物，戒烟限酒
病情观察	观察老年患者胸痛的部位、性质、程度、持续时间及缓解方式；监测生命体征及心电图变化，观察有无不稳定型心绞痛、心律失常和心肌梗死等并发症
用药护理	遵医嘱正确用药，注意观察药物疗效和不良反应。稳定型心绞痛发作时给予硝酸甘油0.5 mg舌下含化，或硝酸异山梨酯5~10 mg舌下含化。硝酸甘油不良反应有头痛、面色潮红、心率反射性加快和低血压等，首次使用硝酸甘油时宜平卧，以防止发生直立性低血压。心绞痛发作频繁者，应用硝酸甘油静滴，静滴时注意给药滴速，以防发生低血压；使用阿司匹林、肝素等药物时注意有无出血征象

续表

护理	具体措施
心理护理	指导老年患者保持乐观平和的心情正确对待自己的病情，给予心理安慰，增加安全感，教授老年患者采取放松技术，缓解焦虑和恐惧
健康指导	向老年患者讲解心绞痛的病因和诱因，督促老年患者注意休息、劳逸结合；注意防寒、健康饮食、戒烟限酒、切忌用力排便；有心绞痛发作史的老年患者应随身携带并学会使用保健药盒，定期检查药品

　　老年急性心肌梗死的护理目标是及早发现、及早治疗，强调院前的就地处理，使老年患者尽快恢复心肌的血液灌注，以挽救濒死的心肌，防止梗死扩大，保护和维持心脏功能，减少并发症的危害，使老年患者度过急性期。老年急性心肌梗死患者的具体护理措施如表 5-13 所示。

表 5-13　老年急性心肌梗死患者的具体护理措施

护理	具体措施
一般护理	环境安静、舒适，保证充足的休息和睡眠时间，限制探视次数。发病后第 1~3 天绝对卧床休息，无并发症者 2~3 天协助翻身，活动肢体，防止发生坠积性肺炎、便秘与深静脉血栓等；病情稳定后逐渐增加活动量可促进心脏侧支循环的建立和心功能的恢复
饮食护理	给予清淡、低钠、低脂、低胆固醇，富含维生素、纤维素，易消化的饮食；少量多餐，不宜过饱，严禁暴饮暴食，避免刺激性食物，戒烟限酒
病情观察	监测心电图、血压和呼吸。严重心力衰竭者还需监测肺毛细血管压和静脉压。密切观察心律、心率、血压和心功能的变化。对接受急性溶栓治疗的老年人，护理员应密切观察其有无头痛、意识改变及肢体活动障碍，注意血压及心率的变化，及时发现脑出血的征象。老年急性心肌梗死患者介入治疗的并发症相对较多，护理员应密切观察有无再发心前区疼痛，心电图有无变化，及时判断有无新的心肌缺血发生
用药护理	老年患者对吗啡耐受性降低，使用时应密切观察有无呼吸抑制等不良反应，对伴有阻塞性肺气肿等肺部疾病患者忌用；阿司匹林能降低急性心肌梗死的死亡率，已成为老年急性心肌梗死患者的标准治疗药物，但老年患者在使用过程中要注意观察胃肠道反应及有无出血症状；β 受体阻滞剂早期应用可降低老年急性心肌梗死患者的死亡率，可选用对心脏有选择性的美托洛尔，从小剂量开始逐渐增量，以静止心率控制在 60 次/min 为宜；应用硝酸酯类药物随时监测血压变化，严格控制静脉输液量和滴速
预防便秘	保持大便通畅，避免用力排便，清晨空腹饮一杯水或起床前腹部按摩以促进肠蠕动，同时做提肛运动 10~20 次。必要时遵医嘱使用开塞露或低压盐水灌肠

续表

护理	具体措施
心理护理	急性期注意安慰老年患者，消除老年患者紧张、恐惧心理，帮助其树立战胜疾病的信心。指导老年患者使用放松技术或分散老年患者注意力，必要时遵医嘱给予镇静剂
健康指导	向老年患者讲解有关急性心肌梗死的知识，使老年患者了解其发生机制、常见的危险因素、治疗和康复的方法，提高他们在治疗、护理和康复中的配合程度。日常提倡饮食清淡、少食多餐、戒烟限酒；保持大便通畅，避免用力排便；根据老年患者的心功能状态，合理安排活动，避免过度劳累；保持乐观、稳定的情绪；天气转冷时，注意防寒保暖；及时控制各种并发症

任务四

老年消化及泌尿系统常见疾病患者的护理

案例导入

蔡爷爷，72岁。近2个月来，他经常出现胸骨后烧灼感伴胸闷、气短等不适症状，常于饱餐后出现，持续1 h左右可自动缓解。蔡爷爷去医院就诊，医生告知他患的是胃食管反流病。你作为护理员，应如何对蔡爷爷进行健康指导？

一、老年胃食管反流病患者的护理

（一）疾病概念

胃食管反流病（Gastroesophageal Reflux Disease，GERD）是一种慢性消化系统疾病，胃酸（也可能含胆汁）反流到食管时，刺激食管壁，可引起食管反流的症状和体征；侵蚀食管和（或）咽、喉、气管等食管以外的组织损害的并发症，所以病理性胃食管反流导致的是一组疾病，称为胃食管反流病。

根据有无组织学改变分为反流性食管炎和症状性反流。老年人因膈肌、韧带松弛，食管裂孔疝的发生率较高，所以胃食管反流病的发生率明显升高。人群中7%~15%有胃食管反流症状，发病率随年龄的增长而升高。

（二）致病因素

1. 老化因素

老年人腺体随着年龄增长逐渐萎缩，唾液及碳酸氢钠的分泌减少，中和胃酸、黏膜屏障保护功能降低；食管、胃黏膜会随着年龄增长发生萎缩，膈肌裂孔及周围组织松弛、老化退变，造成胃食管连接处的抗反流机制障碍。

2. 食物、药物、激素

可降低食管下括约肌的压力引起胃食管反流，如高脂肪餐、巧克力、酒精、咖啡因、尼古丁等；常见的药物有抗胆碱能药物、钙通道阻滞剂、地西泮、吗啡等；激素如胆囊收缩素、胰高血糖素、血管活性肠肽等。

3. 腹内压增高

如腹水、呕吐、负重劳动、便秘、紧束腰带等可引起胃食管反流，部分患者是由腹内压增高发生裂孔疝引起。

4. 胃内压增高

胃排空延迟、胃扩张等使胃内压增高的因素均可致食管下端括约肌压力相对降低引起胃食管反流。

5. 其他全身性疾病

食管及胃肠以外的其他全身性疾病，主要通过影响食管下端括约肌功能引起胃食管反流。因食管下端括约肌是由内脏平滑肌构成，所以任何影响平滑肌的全身性疾病均可引起胃食管反流，如硬皮病、甲状腺功能减退、糖尿病、淀粉样变等。

（三）临床表现

烧心和反酸是胃食管反流病的典型症状，也是最常见症状，亦有非典型症状及食管外刺激症状，临床表现多样，轻重不一，多数患者呈慢性复发的病程。老年胃食管反流病患者的临床表现如表5-14所示。

表5-14　老年胃食管反流病患者的临床表现

特点	具体内容
烧心和反酸	烧心指胸骨后或剑突下烧灼感和不适，常从胸骨下段向上伸延，在餐后1 h出现，特别是进食辛辣食物后、饱食后、躯体前屈、卧位或用力屏气腹压增高时加重。反流物多呈酸性，此时称为反酸。烧心和反酸症状常常并存
胸骨后痛	疼痛发生在胸骨后或剑突下，严重时可为剧烈刺痛，可放射到后背、胸部、肩部、颈部、耳后，类似心绞痛，由反流物刺激食管痉挛导致
吞咽困难和吞咽疼痛	由食管痉挛或功能紊乱导致，症状呈间歇性，进食固体或液体食物时均可发生。少部分老年患者吞咽困难是由食管狭窄引起，此时吞咽困难可呈持续性进行性加重，进食干食尤为明显。严重食管炎或并发食管溃疡者可伴吞咽疼痛

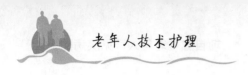

续表

特点	具体内容
食管外症状	可并发咽喉炎、声嘶、肺炎，甚至出现肺间质纤维化，因反流物刺激引起，有些非季节性哮喘也可能与胃反流有关
并发症	上消化道出血与穿孔：食管黏膜炎症、糜烂、溃疡可导致上消化道出血，呕血、黑便以及不同程度缺铁性贫血，偶可有食道穿孔。 食管狭窄：常见于食管远端，炎症反复发作致使纤维组织增生，导致瘢痕狭窄，是严重食管炎的表现。 Barrett 食管：在食管黏膜修复过程中，鳞状上皮被柱状上皮取代称为 Barrett 食管，发生消化性溃疡，又称 Barrett 溃疡。Barrett 食管是食管腺癌的主要癌前病变

（四）检查和治疗

常用辅助检查包括内镜与活组织检查、24 h 食管 pH 测定、食管吞钡 X 线检查等。内镜检查是诊断反流性食管炎最准确的方法并能判断反流性食管炎的严重程度和有无并发症。通过改变不良的生活方式与饮食习惯，应用促胃肠动力药和抑酸药，病程长者可手术治疗，以达到控制症状、减少复发和防治并发症的治疗目的。

（五）护理措施

护理目标是改变老年患者不良的饮食习惯和生活习惯，缓解症状，改善老年患者生活质量，治愈食管炎以及防止或治疗胃食管反流病相关的并发症。老年胃食管反流病患者的具体护理措施如表 5 – 15 所示。

表 5 – 15　老年胃食管反流病患者的具体护理措施

护理	具体措施
一般护理	老年患者不宜穿过紧的内衣和紧束腰带；避免经常弯腰和举重物；餐后不宜立即平卧，可适当散步；保持大便通畅，便秘时不要用力排便，可在睡前按摩腹部缓解便秘，必要时根据医嘱给予缓泻剂帮助排便；睡眠时将床头抬高 15 ~ 20 cm，取左侧卧位，避免睡前饱食，以减少反流发生；日常要劳逸结合，适量运动
饮食护理	定时进餐，少食多餐，细嚼慢咽，避免过饱，避免吃过冷、过热、过硬、过咸的食物；餐后适当散步，不立即平卧，睡前 2 h 避免进食；饮食以高蛋白、高纤维为主，高蛋白可刺激胃泌素分泌，使食管括约肌压力增加，高纤维可保持大便通畅，避免增加腹内压力，如新鲜蔬菜、水果、瘦肉、鱼、牛奶和豆制品等；减少高脂食物摄入，如巧克力、肥肉、煎鸡蛋等，烹调以煮、炖、烩为主，不用油煎炸；减少刺激性食品和酸性饮料摄入，忌烟酒、浓茶、咖啡；每次反酸喝少许温开水，以冲洗被酸烧灼过的食管黏膜，少量多次，每次不超过 200 mL，加强口腔护理
病情观察	注意观察老年患者疼痛的部位、性质、程度、持续时间及伴随症状，如老年患者出现呕血、黑便等情况提示有消化道出血，应立即报告医护人员

续表

护理	具体措施
用药护理	老年胃食管反流病患者经常采取促胃食管排空的动力药、抑酸药和黏膜保护剂等联合用药。注意正确的服药时间和方法，口服药应在餐后直立吞服，有利于充分吸收；胃肠动力药和黏膜保护剂应在餐前服用；抑酸药在睡前服效果更好；凝胶服后不宜立即喝水；对消化道有刺激的药物宜餐后服用，避免刺激黏膜加重副作用；用药后认真观察药物疗效及毒副作用
心理护理	心理因素对消化系统的影响非常大，焦虑、抑郁都会让消化系统出现不良反应，所以在紧张的时候注意帮助老年患者缓解压力；疼痛发作时可以通过转移注意力稳定老年患者的情绪，消除其恐惧、焦虑、忧郁等心理，使老年患者情绪放松，增加对疼痛的耐受性
健康指导	为老年患者讲解有关疾病的知识，鼓励老年患者积极参加一些有益的文体活动，劳逸结合，注意自我管理和自我减压，注意减少一切使腹压增高的因素，如肥胖、便秘、咳嗽、穿紧身衣服、餐后弯腰、搬重物等，避免诱发或加重食物反流

二、老年良性前列腺增生患者的护理

(一) 疾病概念

良性前列腺增生（Benign Prostatic Hyperplasia，BPH）是老年男性常见疾病之一，其导致的排尿困难等下尿路症状及相关并发症严重影响老年男性的生活质量。前列腺增生症的自然病史可分为两个时期，即病理期和临床期。发病率随着老年男性年龄的增长而增加，60岁时发病率超过50%，80岁以上可达83%。

前列腺是男性特有的腺体，位于膀胱下面，包绕着连接膀胱的近端尿道。增大的前列腺体使尿道弯曲、伸长、受压，成为引起排尿困难或梗阻的机械性因素。长期膀胱出口梗阻，可致膀胱内高压；若逼尿肌失代偿可出现残余尿，严重时出现充溢性尿失禁，亦可发生尿液的膀胱输尿管反流；最终引起肾积水和肾功能损害。

(二) 致病因素

1. 老化因素

男性随着年龄增大，体内性激素水平失调和雄雌激素的协同效应等引起前列腺组织增生。

2. 不良饮食习惯

长期饮酒、喝咖啡、喝浓茶及嗜食辛辣等刺激性食物及高脂肪、高胆固醇食物等，容易引起前列腺增生肥大。

3. 不良生活方式

前列腺增生与吸烟、缺乏运动等也存在较大的关联。

4. 慢性炎症

尿道炎、睾丸炎等慢性炎症形成的有害物质和病菌长期刺激前列腺可引起增生。

5. 其他因素

如劳累、便秘、局部受凉、久坐等可导致前列腺明显充血、水肿，诱发或加重前列腺增生。

（三）临床表现

前列腺增生引起的临床表现，主要是由于尿道前列腺部受到增生前列腺的压迫而引起尿路梗阻所产生，早期为梗阻逐渐形成时，膀胱逼尿肌代偿性变厚且增生，以克服日渐增加的尿道阻力。此时可能没有症状，症状的出现取决于梗阻的程度、病变发展的速度，以及是否合并感染和结石。老年良性前列腺增生患者的临床表现如表 5 – 16 所示。

表 5 – 16 老年良性前列腺增生患者的临床表现

特点	具体内容
尿频	尿频是最早、最常见的症状，主要是因为前列腺充血刺激和尿道阻力增加，膀胱残余尿量增多，膀胱相对有效容量缩小，随着尿路梗阻加重，排尿次数明显增加，常伴有尿急，以夜间为甚
进行性排尿困难	进行性排尿困难是最主要的症状，发展缓慢，轻度梗阻时排尿迟缓、断续、尿后滴沥；重度梗阻时排尿费力、射程缩短、尿线细而无力，终成滴沥状
尿潴留、尿失禁	当梗阻逐渐加重，残余尿量逐渐增多，膀胱逼尿肌功能下降，收缩力减弱，膀胱功能失代偿，导致慢性尿潴留；当膀胱过度充盈时，张力超过尿道内口阻力时，出现充盈性尿失禁。前列腺增生较重的晚期患者，梗阻严重时可因受凉、劳累、久坐、饮酒、进食辛辣饮食、憋尿时间过长或感染等使前列腺明显充血、水肿，尿道阻力急剧增大，可发生急性尿潴留
并发症	膀胱长期残余尿液，易诱发膀胱结石和下尿路感染，可出现排尿中断、血尿、脓尿、尿频、尿急和尿痛等症状；长期排尿时腹内压增大，可诱发腹股沟疝、痔、脱肛等症状；长期膀胱充盈，尿液反流可引起输尿管、肾盂积水和慢性肾衰竭等而出现相应症状

（四）检查和治疗

通过血液常规、尿常规、超声检查（图 5 – 4）、直肠指检、尿流率测定及肾功能检查可了解前列腺增生的情况，测定膀胱残余尿量，判断尿道梗阻程度，了解有无膀胱结石、上尿路积水和肾功能损伤等情况。治疗原则是解除尿路梗阻，防治并发症。无明显梗阻者无须处理；梗阻较轻或不能耐受手术者，采用非手术治疗；梗阻严重、残余尿量 >50 mL、最大尿流率 <10 mL/s、发生过多次急性尿潴留、出现并发症和非手术治疗无效者需手术治疗。

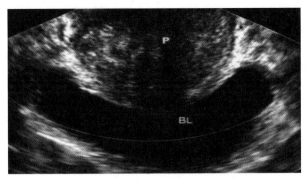

图 5 - 4　前列腺增生超声检查

知识链接

前列腺增生的手术治疗

经尿道前列腺电切术：适用于腺体重量在 60 g，有严重并发症而不能耐受开放性手术者。

耻骨上经膀胱前列腺切除术：使用最多的手术方式，适用于膀胱有并发症者。

耻骨后前列腺切除术：适用于单纯性前列腺增生腺体者。

耻骨后尿道外前列腺切除术（Madigan 手术）：可较好地保持尿道的完整性。

（五）护理措施

护理目标是使老年患者排尿基本正常，无出血、感染等并发症的发生，或经过及时的治疗与护理并发症得到有效控制并好转。老年良性前列腺增生患者的具体护理措施如表 5 - 17 所示。

表 5 - 17　老年良性前列腺增生患者的具体护理措施

护理	具体措施
一般护理	老年患者生活起居有规律，夜间尿频时可在床旁放便器或床尽量靠近洗手间；有尿意时不要憋尿；平时可适当做肛门会阴舒缩运动，促进血液循环，减轻前列腺充血水肿
饮食护理	进食营养丰富、易消化、粗纤维的食物，保持大便通畅；忌饮酒及进食辛辣刺激性食物；鼓励老年患者白天饮水，避免睡前饮水，以免夜尿增多
病情观察	主要观察老年患者的排尿情况，同时应注意观察老年患者有无慢性老年性疾病存在，了解心、肝、肾、肺等重要脏器的功能情况，及时发现并发症并报告医护人员
对症护理	发生急性尿潴留，应给予临时或留置导管术，必要时可行耻骨上膀胱造口术；控制感染，预防发生肾功能损害。在留置导尿管或耻骨上膀胱造口引流期间，要保持持续引流通畅，为预防感染应每天进行两次留置尿管护理和膀胱冲洗

续表

护理	具体措施
用药护理	药物治疗者密切观察排尿情况，应注意药物疗效和不良反应：α1 - 受体阻滞剂有头昏、心悸、直立性低血压等副作用，最好睡前服用，服用后卧床休息，用药期间注意观察不良反应并定时监测血压；5α - 还原酶抑制剂在服药后 4~6 周才起效，停药后前列腺恢复增生，因此需终身服药，向老年患者讲解坚持长期服药的意义
心理护理	长期的尿频和排尿困难等症状，严重影响老年患者的生活质量，易产生烦躁、焦虑等心理反应。应给予老年患者关心安慰和心理疏导，消除其不良情绪
健康指导	向老年患者讲解有关疾病知识，指导其养成良好的生活习惯：睡眠要充足，保持大便通畅；避免进食辛辣刺激食物，忌烟酒；注意保暖，避免受凉和劳累、避免久坐不动以防引起急性尿潴留；按时服药；适当做肛门会阴舒缩运动，减轻前列腺充血水肿

任务五 老年内分泌与代谢性常见疾病患者的护理

案例导入

秦奶奶，70 岁，发现糖尿病 10 余年，服降血糖药物治疗。秦奶奶认为药物可以完全控制血糖，所以对饮食不加控制，很少活动，并且不能按时监测血糖，导致血糖不稳定。

你作为护理员，应如何对秦奶奶进行健康指导？秦奶奶发生低血糖时应如何护理？

一、老年糖尿病患者的护理

（一）疾病概念

老年糖尿病（Diabetes Mellitus，DM）是指老年人由于体内胰岛素分泌不足或胰岛素作用障碍，引起内分泌失调，从而导致物质代谢紊乱，出现高血糖、高血脂，蛋白质、水与电解质等紊乱的代谢病。糖尿病分为四大类型，即 I 型糖尿病、II 型糖尿病、其他特殊类型的糖尿病和妊娠期糖尿病，老年糖尿病多数为 II 型糖尿病。

随着人们生活水平的提高和生活方式的改变，糖尿病患病率迅速增加，是严重威胁人类健康的世界性公共卫生问题。2015 年国际糖尿病联合会（IDF）公布的数据显示，全球糖尿病患者数量已达 4.15 亿，2015 年因糖尿病死亡的人数约为 500 万，其中 53.4% 的患者年龄大于 60 岁，中国居首位。老年糖尿病的高发病率严重影响老年人的生活质量和寿命，并发症是致残致死的主要原因。

（二）致病因素

1. 老化因素

空腹和餐后血糖均随年龄增加而升高，平均每增长 10 岁，空腹血糖上升 0.05 ~ 0.12 mmol/L，餐后 2 h 血糖上升 1.67 ~ 2.78 mmol/L。另外，当人衰老时，体内胰岛素作用活性下降，这也是导致老年人血糖升高的因素。

2. 遗传易感

糖尿病存在家族发病倾向，Ⅱ型糖尿病具有明显家族聚集现象，单卵孪生同患率高达 90%，是一种多基因、多态性遗传易感性疾病。

3. 生活方式

老年人因基础代谢率低，葡萄糖代谢及在周围组织的利用能力都明显下降，进食过多、体力活动减少导致肥胖，肥胖使细胞膜上的胰岛素受体减少，加重胰岛素抵抗。

4. 免疫系统异常

Ⅰ型糖尿病患者存在免疫系统异常，在某些病毒（如柯萨奇病毒、风疹病毒、腮腺病毒等）感染后导致自身免疫反应，破坏胰岛素 β 细胞。

（三）临床表现

老年糖尿病常常表现为无症状或症状不典型，往往在已经伴有并发症时或在体检时被发现。老年糖尿病患者的临床表现如表 5 - 18 所示。

表 5 - 18　老年糖尿病患者的临床表现

特点	具体内容
起病隐匿且症状不典型	"三多一少"即多饮、多食、多尿及体重减少是糖尿病的典型临床表现，但多数老年糖尿病患者常无典型的"三多"症状，仅体重下降十分明显。因老年人口渴中枢不敏感，不容易出现口渴多饮症状；老年人常伴有肾动脉硬化、肾脏老化、肾小球滤过率降低，使老年人肾糖阈较年轻人高，血糖轻度升高时不会出现明显的多饮、多尿症状，仅有 1/5 ~ 1/4 的老年患者有多饮、多尿、多食及体重减轻的症状
易发生低血糖	老年人自身保健能力及治疗依从性差，可使血糖控制不良或用药不当易发生低血糖。低血糖的主要症状为乏力、心慌、手抖、头晕、饥饿、烦躁、抽搐、焦虑，严重低血糖对神经系统影响很大，可发生昏迷（低血糖昏迷），昏迷 6 h 以上可造成不可恢复的脑组织损害，甚至死亡
反复感染	老年糖尿病患者常并发各种感染，且感染可为首发症状；较易发生疖、痈等皮肤化脓性感染、足癣、体癣等皮肤真菌感染，女性患者常合并真菌性阴道炎，以及褥疮感染、尿路感染、呼吸道感染等症状，甚至全身感染败血症

续表

特点	具体内容
皮肤瘙痒	由于高血糖及末梢神经病变导致皮肤干燥和感觉异常，老年患者可有皮肤瘙痒症状；女性患者因尿糖刺激局部皮肤，可出现外阴瘙痒症状
并发症多	急性并发症包括急性高渗性非酮症糖尿病昏迷和糖尿病酮症酸中毒；慢性并发症包括各种大血管或微血管病变，如高血压、冠心病、脑卒中、糖尿病肾病、糖尿病性视网膜病变、糖尿病神经性病变、糖尿病足等

 知识链接

糖尿病足的 Wagner 分级法如表 5-19 所示。

表 5-19　糖尿病足的 Wagner 分级法

分级	临床表现
0 级	有发生足溃疡的危险因素，目前无溃疡
1 级	表面溃疡，临床上无感染
2 级	较深的溃疡，常合并软组织炎，无脓肿或骨的感染
3 级	深度感染，伴有骨组织病变或脓肿
4 级	局限性坏疽（趾、足跟或前足背）
5 级	全足坏疽

（四）检查和治疗

通过葡萄糖测定、尿糖测定、葡萄糖耐量实验、糖化血红蛋白、胰岛素和胰岛素释放试验等可了解血糖、尿糖及胰岛功能情况，便于糖尿病的诊断、分型和指导治疗。治疗原则是早期治疗、综合治疗，治疗措施个性化，通过饮食治疗、运动治疗、药物治疗、血糖监测、健康教育，使老年人血糖达到或接近正常水平，纠正代谢紊乱，消除糖尿病症状，防止或延缓并发症，降低死亡率。

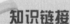 **知识链接**

世界卫生组织（WHO）1999 年血浆葡萄糖诊断糖尿病的标准

（1）有糖尿病症状 + 随机血浆葡萄糖 ≥11.1 mmol/L。

（2）空腹血浆葡萄糖（空腹至少 8 h 没有热量摄入）≥7.0 mmol/L。

（3）口服葡萄糖耐量试验（OGTT），2 h 血浆葡萄糖 ≥11.1 mmol/L 即可诊断为糖尿病（儿童 1.75 g/kg、总量不超过 75 g）。无糖尿病症状者，需要改日重复检查，不需要做第 3 次 OGTT。

（五）护理措施

护理目标是使老年患者能接受糖尿病饮食，体重、血糖恢复到正常范围并保持稳定，采取适当措施预防和控制各种并发症，掌握糖尿病预防和自我护理知识。老年糖尿病患者的具体护理措施如表 5 - 20 所示。

表 5 - 20　老年糖尿病患者的具体护理措施

护理	具体措施
一般护理	一般老年患者可适当运动，有严重并发症者需要卧床休息；注意个人卫生，宜穿宽松、干燥、清洁的鞋袜，勤检查双足，防止皮肤、外阴与泌尿系统感染，发现有感染征象时要及时处理；洗脚水温度小于 37 ℃，防止足部烫伤，清洗后用柔软干毛巾擦干，尤其是足趾间，保持足部清洁、干燥，趾甲不要修剪过短以免伤及甲沟，避免赤脚行走，穿鞋前检查鞋内有无异物或异常；慎用热水袋或电热毯取暖，以免烫伤
饮食护理	根据老年患者的理想体重及活动量，计算每日所需总热量及碳水化合物、蛋白质、脂肪的比例，给予低糖、低脂、高维生素、富含蛋白质饮食；主食分配根据老年患者饮食习惯，采用三分法：将日需总热量分为三等份，每餐各占日需总热量的 1/3；五分法：将日需总热量分为五等份，早中晚分别占总热量的 1/5、2/5、2/5；七分法：将日需总热量分为七等份，早、中、晚及睡前热量摄入分别占总热量的 1/7、2/7、2/7、2/7；按每天 4 餐或 5 餐分配饮食，预防低血糖反应；严格限制各种甜食，包括各种含糖的水果、饮料及食品，可用甜味剂（如木糖醇、蛋白糖、甜菊片）
运动护理	适当运动有利于减轻体重、提高胰岛素敏感性，改善血糖和脂代谢紊乱。 一般老年患者可适当运动，最佳运动时间是餐后 1 h（以进食开始计时），运动时间为 30～40 min；运动要量力而行，进行有氧运动，如散步、慢跑、骑自行车、做广播操、打太极拳等；活动强度为脉率（次/分）＝170 － 年龄；避免空腹运动，随身携带糖果，运动后做好运动日记
病情观察	监测老年患者血糖、血压、皮肤及体重以判断病情，观察有无酮症酸中毒、高渗性昏迷及低血糖等情况发生；老年患者出现疲乏、食欲减退、恶心、呕吐、腹痛，伴头痛、嗜睡、呼吸加深加快、有烂苹果味，警惕发生糖尿病酮症酸中毒；老年患者出现心悸、出汗、饥饿感、软弱无力、手抖、面色苍白、神志改变、视物不清、认知障碍、抽搐和昏迷，警惕发生低血糖反应；对病程长的老年患者要注意观察皮肤，重视并及时处理微小的皮肤擦伤，防止糖尿病足的发生
用药护理	遵医嘱给予药物降糖治疗，定时监测血糖变化，以免发生低血糖，如果发生低血糖应立即采取措施，并通知医生及时调整药物剂量；老年患者服用药物应尽量避免肾损害，加用胰岛素时，尽早应用，睡前注射，从小剂量开始逐步增加，治疗时注意低血糖与低血钾的发生；磺酰脲类药物建议使用短效制；双胍类药物用于肥胖者，不良反应以胃肠道反应为主，餐中或餐后服药可减轻不良反应，肝肾功能不全者慎用；噻唑烷二酮类药物不宜用于合并心力衰竭、活动性肝病、严重骨质疏松的老年人；葡萄糖苷酶抑制剂不适用于老年糖尿病患者，可致腹胀、腹泻，餐前 30 min 内服用或进餐时嚼服

续表

护理	具体措施
心理护理	糖尿病为终身性疾病，病程漫长，严格地饮食控制，多器官、多组织结构功能障碍使老年患者产生焦虑、抑郁等心理反应，应与老年患者加强沟通，向其讲解糖尿病基本知识，以缓解其焦虑的心理，提高治疗的依从性
健康指导	糖尿病作为一种慢性病，并发症多，增强老年患者的自护能力是提高生活质量的关键。让老年患者了解糖尿病的病因、表现与治疗方法等知识，使其自觉执行饮食治疗的具体要求和措施，掌握正确洗澡和足部护理的方法。指导老年患者运动锻炼的具体方法及注意事项；教会老年患者低血糖反应的自我处理方法，随身携带糖果，发生低血糖反应时第一时间食用

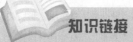

知识链接

根据不同理想体重和劳动强度制定每日所需总热量

总热量 = 理想体重(kg) ×每公斤①体重所需热卡数　　标准：体重±10%

理想体重(kg) = 身高(cm) - 105　　　　　　　　肥胖：体重>标准体重20%

体重指数：BMI = 体重(kg)/身高²(m²)　　　　　消瘦：体重<标准体重20%

　　不同劳动强度每日所需总热量如表5-21所示。

表5-21　不同劳动强度每日所需总热量

休息状态/ (kcal·kg⁻¹·d⁻¹)	轻度劳动/ (kcal·kg⁻¹·d⁻¹)	中度劳动/ (kcal·kg⁻¹·d⁻¹)	重度劳动/ (kcal·kg⁻¹·d⁻¹)
25~30	30~35	35~40	>40

胰岛素使用注意事项

　　保存：未开封的胰岛素放于冰箱4~8 ℃冷藏保存，正在使用的胰岛素在常温下（不超过28 ℃）可使用28天。

　　准确用药：严格遵医嘱使用，做到剂型、剂量准确，按时注射。

　　吸药顺序：长短效胰岛素混合使用时，先抽吸短效胰岛素，再抽吸长效胰岛素。

　　注射部位：皮下注射胰岛素，选择皮肤疏松部位，如上臂三角肌、臀大肌、大腿前侧、腹部等；注射部位应交替使用，两次注射部位相距1 cm以上。

　　胰岛素泵：应定期更换导管和注射部位，以免针头堵塞或发生感染。

　　胰岛素笔：笔芯相配，每次注射前确认药液无过期变质且药量充足，针头一次性使用。

---

① 1公斤 = 1千克。

（六）抢救低血糖老年人

1. 操作目的

抢救低血糖老年人，防止发生继发损害。

2. 抢救低血糖老年人的操作流程

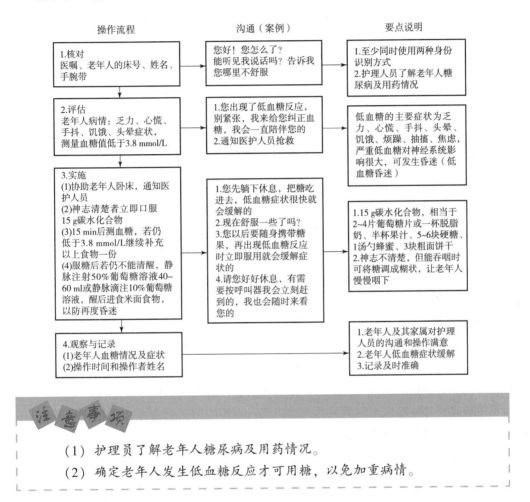

<table>
<tr><td align="center">操作流程</td><td align="center">沟通（案例）</td><td align="center">要点说明</td></tr>
<tr>
<td>1.核对
医嘱、老年人的床号、姓名、手腕带</td>
<td>您好！您怎么了？
能听见我说话吗？告诉我您哪里不舒服</td>
<td>1.至少同时使用两种身份识别方式
2.护理人员了解老年人糖尿病及用药情况</td>
</tr>
<tr>
<td>2.评估
老年人病情：乏力、心慌、手抖、饥饿、头晕症状，测量血糖值低于3.8 mmol/L</td>
<td>1.您出现了低血糖反应，别紧张，我来给您纠正血糖，我会一直陪伴您的
2.通知医护人员抢救</td>
<td>低血糖的主要症状为乏力、心慌、手抖、头晕、饥饿、烦躁、抽搐、焦虑，严重低血糖对神经系统影响很大，可发生昏迷（低血糖昏迷）</td>
</tr>
<tr>
<td>3.实施
(1)协助老年人卧床，通知医护人员
(2)神志清楚者立即口服15 g碳水化合物
(3)15 min后测血糖，若仍低于3.8 mmol/L继续补充以上食物一份
(4)服糖后若仍不能清醒，静脉注射50%葡萄糖溶液40~60 ml或静脉滴注10%葡萄糖溶液，醒后进食米面食物，以防再度昏迷</td>
<td>1.您先躺下休息，把糖吃进去，低血糖症状很快就会缓解的
2.现在舒服一些了吗？
3.您以后要随身携带糖果，再出现低血糖反应时立即服用就会缓解症状的
4.请您好好休息，有需要按呼叫器我会立刻赶到的，我也会随时来看您的</td>
<td>1.15 g碳水化合物，相当于2~4片葡萄糖片或一杯脱脂奶、半杯果汁、5~6块硬糖、1汤勺蜂蜜、3块粗面饼干
2.神志不清楚，但能吞咽时可将糖调成糊状，让老年人慢慢咽下</td>
</tr>
<tr>
<td>4.观察与记录
(1)老年人血糖情况及症状
(2)操作时间和操作者姓名</td>
<td></td>
<td>1.老年人及其家属对护理人员的沟通和操作满意
2.老年人低血糖症状缓解
3.记录及时准确</td>
</tr>
</table>

注意事项

（1）护理员了解老年人糖尿病及用药情况。

（2）确定老年人发生低血糖反应才可用糖，以免加重病情。

二、老年骨质疏松症患者的护理

（一）疾病概念

骨质疏松症（Osteoporosis，OP）是一种以低骨量和骨组织微结构破坏为特征，导致骨质脆性增加和易于骨折的代谢性疾病。骨质疏松症可分为原发性和继发性两类。原发性骨质疏松又分为两种亚型：Ⅰ型由雌激素缺乏导致；Ⅱ型多见于 60 岁以上的老年人，其

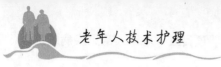

中女性发病率是男性的 2 倍以上。

（二）致病因素

1. 老化因素

随着年龄不断增长，骨矿成分和骨基质等比例不断减少，骨质变薄，骨小梁数量减少，骨形成率降低，同时破骨细胞分化、成熟和骨吸收活性却仍相对处于活跃状态，导致骨质疏松的发生。

2. 遗传因素

人类基因组连锁分析已经确定了几个染色体基因位点和骨密度有明确的或可能的连锁关系。这些候选基因包括：维生素 D 受体基因、I 型胶原 α1 基因、雌激素受体基因、胰岛素样生长因子（IGF - 1）基因和 IGF 结合蛋白基因，转移生长因子 β（TGF - β）基因等。

3. 内分泌激素

性激素在骨生成和维持骨量方面起着重要的作用，性激素水平下降，骨的形成减慢，吸收加快，导致骨量下降；甲状旁腺素的分泌与血钙浓度呈负反馈，甲状旁腺素分泌增加，骨吸收作用增强，导致骨钙的释放，骨矿物质的加速流失；人体降钙素水平降低，破骨细胞的功能加强，骨吸收活跃，骨生长降低，造成骨骼的微结构改变，骨脆性增加。

4. 营养成分

饮食中长期缺钙和维生素 D，会导致低血钙，刺激甲状旁腺素分泌，破骨细胞活性增强，骨吸收增加，导致骨质疏松；老年人因咀嚼功能下降，胃纳欠佳，肠道功能失常致蛋白质吸收减少，新骨生长缓慢；营养性蛋白质缺乏，骨有机基质生成不良；维生素 C 缺乏影响基质形成，并使胶原组织的成熟发生障碍；慢性腹泻，骨营养物质吸收率下降。这些物质的缺乏都可使骨的形成减少。

5. 生活方式

不活动，不负重，对骨骼和成骨细胞的机械刺激减弱，造成肌肉萎缩，骨形成减少，骨质吸收增加；户外运动减少和日照减少，使维生素 D 合成减少，从而使肠道钙磷的吸收下降，使骨形成和骨矿化降低均可导致骨质疏松；过量饮酒、吸烟、大量饮用咖啡，某些药物的服用都会影响钙的吸收、骨的重建和钙的排泄。

（三）临床表现

老年骨质疏松症的临床表现，主要由于骨含量下降和骨微结构破坏导致。老年骨质疏松症患者的临床表现如表 5 - 22 所示。

表 5 – 22　老年骨质疏松症患者的临床表现

特点	具体内容
骨痛和肌无力	早期无症状，骨痛通常为弥漫性，无固定部位，检查不能发现压痛区（点）；以全身或腰背部疼痛、肌无力最为常见，由安静状态起身活动时出现，大幅度伸展肢体时各关节疼痛加重；少数人于夜间发生突然剧痛，清晨起床活动时疼痛加重；腰椎压缩性骨折可引起腰背部急性痛
身长缩短、畸形	脊椎椎体前部几乎多为松质骨组成，而且此部位是身体的支柱，负重量大，导致椎体压缩变形，椎体每缩短 2 mm 左右，身长平均缩短 3~6 cm，严重者均可使脊柱前倾、背屈加重，发生驼背；随着年龄增长，骨质疏松加重，驼背曲度加大，致使膝关节挛缩显著
骨折	骨折是退行性骨质疏松症最常见和最严重的并发症，常因日常活动或创伤诱发；骨折发生的部位以髋部骨折，桡骨骨折，胸、腰椎椎体骨折多见
呼吸功能下降	胸、腰椎压缩性骨折，脊椎后弯，胸廓畸形，可使肺活量和最大换气量显著减少；老年人多数有不同程度肺气肿，肺功能随着增龄而下降，若再加上骨质疏松症所致胸廓畸形，老年患者往往易出现胸闷、气短、呼吸困难等症状

（四）检查和治疗

　　骨钙素、尿羟赖氨酸糖苷、X 线检查、骨密度检查有助于诊断骨质疏松症。治疗原发性骨质疏松的根本方法在于抑制破骨细胞，激活成骨细胞，促进人体骨组织新陈代谢。通过药物治疗和辅助治疗可以达到缓解骨痛、改善活动障碍、改善骨质量、降低骨折发生率的目的。

 知识链接

谁该测骨密度?

（1）女性 65 岁以上和男性 70 岁以上，无其他危险因素。

（2）女性 65 岁以下和男性 70 岁以下，1 项危险因素。

（3）有脆性骨折史和（或）脆性骨折家族史的男女成年人。

（4）各种原因引起的性激素水平低下的男女成年人。

（5）影响骨矿代谢的疾病和药物史。

（6）X 线摄片检查已有骨质疏松改变者。

（7）接受骨质疏松治疗进行疗效监测者。

（五）护理措施

　　老年骨质疏松症患者具体护理措施如表 5 – 23 所示。

表 5-23 老年骨质疏松症患者的护理措施

护理	具体措施
一般护理	保证环境安全，如病房、走廊、浴室光线明亮，地面保持干燥，设有扶手，家具不可经常变换位置，日常用具尽量放置床边，以利于老年人取用，加强巡视，预防意外的发生。为减轻疼痛，可使用硬板床，睡觉时仰卧位或侧卧位；注意保暖，可防治肌痉挛和缓解疼痛。有活动能力的老年人可适当运动以增加和保持骨量；颈、腰椎退行性变的老年人可酌情使用支架、颈托、腰围等器械；对因疼痛而活动受限者，指导其维持关节功能位，每天进行关节的活动训练，同时进行肌肉的等长、等张收缩训练，以保持肌张力
饮食护理	老年骨质疏松症患者每天钙元素的摄入量应为 800~1 200 mg，维生素 D 的需求量为 600~800 U/d；提倡食用钙和维生素 D 丰富的食物，如乳制品、豆制品、芝麻酱、海带、虾米、鱼肝油、蛋、肝等；避免进食含磷高的食物，如红烧肉及含磷酸盐的食物添加剂，减少烟酒和咖啡的摄入
对症护理	对疼痛部位给予湿热敷或局部肌肉按摩，可促进血液循环减轻疼痛，对疼痛严重者可遵医嘱使用止痛剂、肌肉松弛剂等药物，需要制动时，可将关节放在功能位；使用加薄垫的木板床或硬棕床垫，仰卧时头不可过高，在腰下垫一薄枕；对已发生骨折的老年人，进行被动和主动的关节训练活动，定期检查防止并发症的出现
病情观察	观察老年患者骨、关节疼痛的部位、性质、持续时间及疼痛是否放射，疼痛与活动的关系，疼痛加重的诱因及缓解的方法，活动受限的程度，与运动和体位的关系，对日常生活的影响，是否使用助步器等；注意有无知觉改变，如感觉过敏、感觉减退或消失等，发现异常立即报告医护人员
用药护理	按医嘱及时正规用药，注意观察药物的疗效及不良反应，如降钙素可致过敏、食欲减退、恶心、颜面潮红；使用雌激素应定期进行妇科和乳腺检查，反复阴道出血应减少用量，甚至停药；使用雄激素应定期检测肝功能；钙剂空腹服用效果最好，多饮水，以减少泌尿系结石的发生，不可与绿叶蔬菜一起服用，以免形成钙螯合物而减少钙的吸收；服用二磷酸盐应晨起空腹服用，同时饮水 200~300 mL，服药后 0.5 h 内不能进食或喝饮料，也不能平卧，采取立位或坐位，以减轻对食管的刺激，叮嘱老年人不要咀嚼或吸吮药片，以防发生口咽部溃疡
心理护理	多与老年人沟通交谈，鼓励老年人做力所能及的事情，消除悲观、抑郁情绪；指导老年人穿具有修饰作用的宽大衣服，以遮盖形体的改变
健康指导	为老年人讲解有关疾病的知识；指导老年人注意营养，多摄入含钙丰富的食物；坚持运动并注意安全，多接受日光照射；坚持睡硬板床，通过仰卧位抬腿做腹肌训练，采用膝手卧位做背肌训练；戒烟戒酒、不滥用药物

任务六
老年运动系统常见疾病患者的护理

案 例 导 入

徐奶奶，73岁，退休10余年，体型肥胖。近2年来，她双下肢关节，尤其是膝关节疼痛越来越重，日常活动亦趋于困难。她去医院检查，医生诊断为老年退行性骨关节病。你作为护理员，应如何正确指导徐奶奶的日常活动及功能锻炼？

老年退行性骨关节病患者的护理

（一）疾病概念

退行性骨关节病（Degenerative Osteoarthrosis）又称骨关节炎、肥大性关节炎，是由于关节软骨发生退行性病变，引起关节软骨完整性破坏以及关节边缘软骨下骨板病变，继而导致关节症状和体征的一组慢性退行性关节疾病。临床上骨关节炎常分为原发性和继发性。骨关节的病理改变表现为透明软骨软化、糜烂，骨端暴露，并继发滑膜、关节囊、肌肉的变化。其发病率随年龄的增加而升高，65岁以上人群中骨关节炎患病率可达68%以上，而在75岁以上人群中，这一数值可达到80%左右，该病的致残率高达53%。

（二）致病因素

1. 老化因素

随年龄增加，关节囊萎缩变性和纤维化，软骨下滋养血管数量下降，软骨生理、生化改变。

2. 创伤因素

关节内骨折、脱位、半月板或韧带损伤皆可造成膝关节的不稳定，是造成继发性膝关节骨性关节炎的原因。

3. 过度活动

长期反复使用关节或过度剧烈的活动，使关节面软骨受损、破坏。

4. 肥胖因素

体重过重，使负重关节早期发生退变。

5. 气候因素

常居潮湿、寒冷环境的人多有症状，与温度低引起血运障碍有关。

6. 炎症因素

化脓性关节炎及结核类风湿性关节炎等，即使炎症消退，关节软骨面也受到不同程度的损害，若关节仍保持相当的活动，多继发骨性关节炎。

7. 骨畸形

关节软骨畸形或缺陷，患骨关节炎的风险较大。

（三）临床表现

老年退行性骨关节病好发于髋、膝、脊椎等负重关节以及肩、指间关节等部位，高龄男性髋关节受累多于女性，手骨性关节炎则以女性多见，膝关节为最常受累关节。老年退行性骨关节病患者的临床表现如表 5 – 24 所示。

表 5 – 24　老年退行性骨关节病患者的临床表现

特点	具体内容
关节疼痛	负重关节及双手最易受损；多于活动或劳累后发生，休息后可减轻或缓解；随着病情发展，进行性加重，表现为钝痛或刺痛，关节活动可因疼痛而受限，严重者休息时也可出现疼痛；其中膝关节病变在上下楼梯时疼痛明显，久坐或下蹲后突然起身可导致关节剧痛；髋关节病变疼痛常自腹股沟传导至膝关节前内侧、臀部及股骨大转子处，也可向大腿后外侧放射
关节僵硬	出现晨僵，在久坐或清晨起床后关节有僵硬感，一般不超过 30 min，活动后可缓解；疾病晚期，关节活动受限将是永久性的
关节内卡压	表现为关节疼痛、活动时有响声和不能屈伸，由关节内游离小骨片引起卡压现象；膝关节卡压易使老年人摔倒
关节肿胀、畸形	早期为关节周围的局限性肿胀，随病情发展可有关节弥漫性肿胀、滑囊增厚或伴关节积液，后期可在关节部位触及骨赘；膝关节因局部骨性肥大或渗出性滑膜炎而引起肿胀，严重者可见关节畸形、半脱位等；手关节可因指间关节背面内、外侧骨样肿大结节而引起畸形，部分老年患者可有手指屈曲或侧偏畸形，第一腕掌关节可因骨质增生出现"方形手"
功能受限	各关节可因骨赘、软骨退变、关节周围肌肉痉挛及关节破坏而导致活动受限；颈椎骨性关节炎脊髓受压时，可引起肢体活动无力和麻痹，椎动脉受压可致眩晕、耳鸣以至复视、构音或吞咽障碍，严重者可发生定位能力丧失或突然跌倒；腰椎骨性关节炎腰椎管狭窄时，可引起下肢间歇性跛行，严重者可出现大小便失禁

（四）检查和治疗

X 线、CT、核磁共振（MRI）等放射性检查对退行性骨关节病的诊断十分重要。治疗措施个性化，以体育锻炼、行动支持和物理治疗联合药物治疗为主，必要时进行手术治疗，以减轻或消除疼痛、矫正畸形、改善或恢复关节功能、改善生活质量为治疗目的。退行性膝关节如图 5 – 5 所示。

（五）护理措施

护理目标是使老年人能通过有效的方法减轻疼痛；关节功能有所改善，肢体活动范围增大；能独立或在他人帮助下完成日常的生活活动。老年退行性关节病患者的具体护理措施如表 5 - 25 所示。

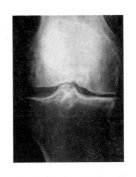

图 5 - 5 退行性膝关节

表 5 - 25 老年退行性骨关节病患者的护理措施

护理	具体措施
一般护理	老年人宜动静结合，急性发作期关节制动，一般情况下应以非负重活动为主，规律而适宜的运动可有效预防和减轻病变关节的功能障碍，如游泳、做操、打太极拳等能增加关节活动的灵活性
饮食护理	根据老年人情况，遵医嘱给予优质蛋白、低脂、易消化饮食，尽量减少高脂、高糖食品的摄入，尽量提供适合老年人口味及习惯的饮食，以促进食欲和增进营养
对症护理	髋关节骨性关节炎减少关节负重、适当休息是缓解疼痛的重要措施，可使用手杖、拐、助行器站立或行走，疼痛严重者卧床牵引限制关节活动；膝关节骨性关节炎除适当休息外，上下楼梯、站立时，借助扶手支撑以减轻关节软骨承受的压力，膝关节积液严重时，应卧床休息；另外，局部理疗与按摩有一定的镇痛作用
病情观察	询问老年患者的主观感受，密切观察并记录老年患者出现的关节疼痛、肿胀及功能受限等症状和体征；卧床或营养不良的老年患者注意观察其皮肤状况并加强护理
用药护理	非甾体抗炎药：如双氯芬酸钠、美洛昔康等，起镇痛作用，但对胃肠道有刺激，应指导老年人药物与食物同服，勿食刺激性食物，联合使用抗酸、保护胃黏膜药物，定期检测肝功能。 氨基葡萄糖：修复损伤的软骨，减轻疼痛，常用药物有硫酸氨基葡萄糖、氨糖美辛片、氨基葡萄糖硫酸盐单体等。硫酸氨基葡萄糖适于餐中服用，氨糖美辛片饭后即服或临睡前服用效果较好。 抗风湿药：通过关节内注射，利用其润滑和减震功能，对保护残存软骨有一定作用。用药期间应注意临床观察，注意使用 X 线片复查和超声复查关节积液
功能锻炼	肩关节：练习外展、前屈、内旋活动。 膝关节：早期练股四头肌伸缩活动，解除外固定后再练伸屈及旋转活动。 髋关节：早期练踝部和足部的活动，鼓励老年患者尽可能做股四头肌的收缩，去除牵引或外固定后，床上练髋关节的活动，进而拄拐下地活动。 手关节：主要锻炼腕关节的背伸、掌屈、尺偏屈、桡偏屈
心理护理	为老年人安排有利于交际的环境，增加其与外界环境互动的机会；主动提供一些能使老年人体会到成功的活动，并对其成就给予诚恳的鼓励和奖赏，增强老年人的自尊感，增强其自信心
健康指导	指导老年患者注意防潮保暖，防止关节受凉受寒；科学合理地活动与锻炼，保护关节功能，指导老年人动作幅度不宜过大，尽量应用大关节而少用小关节，如用双脚移动带动身体转动代替突然扭转腰部；用屈膝屈髋下蹲代替弯腰和弓背；选用有靠背和扶手的高脚椅就座，且膝髋关节成直角

老年人技术护理

（六）关节活动训练技术

1. 操作目的

（1）维持关节活动性，维持或增强肌肉的张力，避免关节僵硬、关节固着、挛缩等并发症的发生。

（2）增强心肺功能，增加机体的耐力。

（3）提高自理能力，减少因活动受限而产生的心理问题。

2. 关节活动训练的操作流程

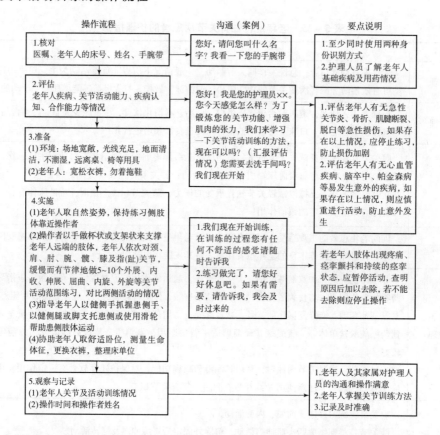

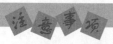

（1）全面评估老年人的疾病情况，制订适合老年人的个性化运动计划。

（2）对比两侧的运动情况有助于了解关节原来的活动情况，避免伤及关节。

（3）应根据老年人的反应来操作，勿造成老年人疼痛或痉挛。

（4）运动中观察老年人反应，运动后评估老年人情况，避免发生意外。

任务七
老年神经系统常见疾病患者的护理

案例导入

邱爷爷，73岁，近2年来发现四肢震颤逐渐加重，近1年来行动迟缓、表情呆板、写字困难，行走时以碎步为主，时有跌倒现象，去医院检查颅神经无明显异常，诊断为帕金森病。你作为护理员，应如何指导邱爷爷进行步态训练？

一、老年脑卒中患者的护理

（一）疾病概念

脑卒中（Cerebral stroke）是指急性起病，由于脑局部血液循环障碍所导致的神经功能缺损综合征，持续时间至少24 h，分为缺血性卒中和出血性卒中，前者又称为脑梗死，包括脑血栓形成和脑栓塞；后者包括脑出血和蛛网膜下腔出血。我国每年新发脑卒中的人数超过200万，每年死于脑卒中的人数超过150万，发病率位居世界第一。老年人是脑卒中的高发人群，脑卒中也是老年人致残的主要原因，幸存者中75%～80%丧失劳动能力，其中40%重度致残。由于老年人脑卒中以脑梗死和脑出血为主，下面重点介绍脑梗死和脑出血这两种疾病的护理。

（二）致病因素

1. 血管壁病变

以动脉粥样硬化为最常见。

2. 血液成分及血液流变学异常

如血液黏稠度增高、凝血机制异常。

3. 心脏病和血流动力学改变

如血压的急骤波动、心瓣膜病、心房颤动。

动脉粥样硬化

动脉粥样硬化（Atherosclerosis，AS）是指各种原因导致血浆中的脂质沉积于大中动脉内膜，引起内膜灶状纤维化，粥样斑块形成，导致管壁增厚变硬、管腔狭窄。动脉粥样硬化的发生和发展，会导致动脉血管的狭窄和堵塞，一般是全身性的，会导致相应的器官、组织缺血。如果负责脑部血液供应的脑血管出现狭窄、堵塞，严重者就会发生脑卒中；如果负责供应心脏血液的冠状动脉发生狭窄、堵塞，就会出现心绞痛，甚至心肌梗死；下肢动脉粥样硬化会出现间歇性跛行；肾动脉粥样硬化会出现肾性高血压。

（三）临床表现

脑卒中以脑梗死和脑出血为主，下面重点介绍这两种疾病的临床表现。老年脑卒中患者的临床表现如表5-26所示。

表5-26 老年脑卒中患者的临床表现

特点	具体内容
脑梗死	脑栓塞表现：发作急骤，多在活动中发病，无前驱症状；临床表现取决于栓子堵塞的动脉部位，意识障碍和癫痫发生率高，神经系统局灶表现与脑血栓形成相似，严重者可突然昏迷、全身抽搐，可因脑水肿或颅内压增高，继发脑疝而死亡；以无症状性脑梗死多见；常出现各种并发症，如心衰、肾衰、肺感染等。 脑血栓形成：好发于中老年人，发病前有头昏、头痛、肢体麻木无力等前驱症状，部分患者发病前有短暂性脑缺血发作病史；常在安静休息或睡眠状态下发病，次日早晨醒来时可发现一侧肢体瘫痪，语言障碍，多数患者意识清楚，少数患者可有不同程度的意识障碍；有局灶性神经系统损伤的表现，并在数小时或3天内达到高峰；重者病情进展快，可出现昏迷、颅内压增高等并发症，甚至死亡；神经系统表现视病变部位和病变范围而定，常为各种类型的瘫痪、感觉障碍、吞咽困难及失语等
脑出血	老年人一般无前驱症状；常在体力活动或情绪激动时发病，起病突然，病情发展迅速；颅压增高症状如头痛、呕吐不明显，但意识障碍程度重，持续时间长，肢体瘫痪、失语等神经功能缺失表现严重，且不易恢复；神经系统局灶性损伤表现依出血部位而定，基底节区出血最常见，表现"三偏综合征"即对侧偏瘫、偏身感觉障碍、同侧偏盲，脑干出血立即昏迷、双侧瞳孔缩小如针尖样、中枢性呼吸衰竭、四肢瘫痪，多于48 h内死亡，小脑出血少量表现为一侧后枕部头痛、眩晕及呕吐，病侧肢体共济失调等，无肢体瘫痪，量较多者发病后12~24 h出现脑干受压征象，形成枕骨大孔疝而死亡；老年人多脏器功能减退。故脑出血发生后并发症较多且严重，病情复杂，死亡率高

（四）检查和治疗

头颅 CT、MRI、血管造影、经颅血管多普勒等检查可提示脑血管病变的位置、大小、程度及周围组织情况，有助于诊断。脑梗死治疗原则主要是改善循环减轻脑水肿、防止出血、减小梗死范围，注意在合并出血性梗死时，应停用溶栓、抗凝和抗血小板药，防止出血加重。脑出血治疗原则为安静卧床、脱水降颅压、调整血压、预防治疗继续出血、加强护理预防并发症，以挽救生命，降低死亡率、残疾率和减少复发。

（五）护理措施

护理目标是使老年人不发生误吸、窒息、感染和压疮，自理能力增加，能积极进行日常生活能力的训练，无肢体失用性萎缩和关节挛缩畸形等情况发生，并发症得到有效防治。老年脑卒中患者的具体护理措施如表 5 – 27 所示。

表 5 – 27　老年脑卒中患者的护理措施

护理	具体措施
一般护理	保持环境安静，避免声、光刺激，限制亲友探视；脑梗死急性期卧床休息，平卧位遵医嘱给予氧气吸入，头部禁用冷敷；脑出血患者头偏向一侧或采取侧卧位，床头抬高 15°～30°，绝对卧床休息；谵妄躁动老年人加床栏，专人看护，必要时给予约束带；避免用力排便，可进行腹部按摩或遵医嘱用导泻药物，禁止灌肠；病情平稳后，鼓励老年人做渐进性活动
饮食护理	急性脑出血发病 24 h 内应禁食；根据病情给予低盐、低糖、低脂、低胆固醇、高蛋白、高维生素、清淡易消化食物，防止发生误吸；病情稳定后，指导老年患者自己进餐，进食障碍者可鼻饲，做好胃饲管的护理
病情观察	密切观察生命体征、意识状态、瞳孔变化、肢体障碍等情况；判断老年患者有无病情加重及并发症的发生，若出现剧烈头痛、喷射性呕吐、血压升高、意识障碍进行性加重及两侧瞳孔不等大等情况，常为脑疝先兆表现；若出现呕血、黑便或从胃管抽出咖啡色液体，伴面色苍白、呼吸急促、皮肤湿冷、血压下降和少尿等情况，应考虑上消化道出血和出血性休克
对症护理	脑水肿可置冰袋于头部；定时翻身给予预防压疮护理；及时清除排泄物，涂以保护性润滑油，尿失禁及时给予留置尿管；遵医嘱吸氧，防止脑缺氧；偏瘫、感觉障碍者，注意保持瘫痪肢体功能位，防止关节变形，及早开始肢体功能锻炼，避免损伤；床旁备齐吸引装置，保持呼吸道通畅
用药护理	溶栓、抗凝药物：用药前后应监测出凝血时间、凝血酶原时间；密切观察老年患者意识和血压变化，观察有无出血征象，特别是颅内出血倾向。低分子右旋糖酐：用药前做皮试，阳性禁用，可出现发热、皮疹甚至过敏性休克。甘露醇：应在 15～30 min 快速滴完，长期大量应用易出现肾损害及水电解质紊乱等，应监测尿常规和肾功能。钙通道阻滞剂：可出现头部胀痛、颜面部发红、血压下降等，应监测血压变化，输液速度 20～30 滴/min。硫酸镁：观察呼吸、循环情况及昏迷程度，药液不可漏出血管外，以免发生组织坏死；静脉注射速度不可过快，以免导致一时性头晕、头痛和视物模糊。禁用吗啡与哌替啶，以免抑制呼吸或降低血压

护理	具体措施
心理护理	鼓励老年人主动获取维持健康的知识，积极参与生活自理，减少依赖性，给予各方面的支持，解除老年人心理障碍，树立其战胜疾病的信心
健康指导	向老年人讲解本病的基本知识；教会老年人康复训练的方法；选择合适饮食，忌辛辣油炸食物，戒烟限酒；生活起居有规律，保持适量体力活动

二、老年帕金森病患者的护理

（一）疾病概念

帕金森病（Parkinson's Disease，PD）又称震颤麻痹（Paralysis Agitans），是中老年常见的神经系统变性疾病，也是老年人最常见的锥体外系疾病，以静止性震颤、肌强直和体位不稳为特征。帕金森病起病高峰在 60 岁左右，且有随年龄增大而增加的倾向。主要病理改变是黑质致密部多巴胺能神经元变性，由黑质—纹状体神经元脱失引起纹状体多巴胺缺乏。

知识链接

帕金森综合征

帕金森综合征是一个大的范畴，包括原发性帕金森病、帕金森叠加综合征、继发性帕金森综合征和遗传变性帕金森综合征。帕金森综合征是六种特征性、独立运动症状的组合，即静止性震颤、运动迟缓、肌强直、姿势反射障碍、屈曲体态以及冻结现象，这六种表现不一定全部出现，但至少需要两种，且必须包括静止性震颤或运动迟缓。帕金森叠加综合征包括多系统萎缩、进行性核上性麻痹和皮质基底节变性等，在疾病早期即出现突出的语言和步态障碍，姿势不稳，中轴肌张力明显高于四肢，无静止性震颤，对左旋多巴无反应或疗效不持续；继发性帕金森综合征由药物、感染、中毒、脑卒中、外伤等明确的病因所致；遗传变性帕金森综合征往往伴随有其他的症状和体征。

（二）致病因素

1. 老化因素

随着年龄增长，黑质多巴胺能神经元数目逐渐减少，纹状体内多巴胺递质水平逐渐下降。当黑质多巴胺能神经元数目减少 50% 以上，纹状体内多巴胺递质含量减少 80% 以上，临床就会出现帕金森病的运动障碍表现。

2. 遗传因素

约10%的帕金森病患者有家族史，呈不完全外显率常染色体显性遗传。

3. 环境因素

长期接触杀虫剂、除草剂或长期饮用露天井水可能是帕金森病发病的危险因素；环境中与1-甲基-4-苯基-1，2，3，6-四氢吡啶（MPTP）分子结构类似的工业和农业毒素可能是致病因素之一。

（三）临床表现

帕金森病的临床表现以运动功能障碍为主，而老年患者伴有非运动症状的概率比较大。老年帕金森病患者的临床表现如表5-28所示。

表5-28　老年帕金森病患者的临床表现

特点	具体内容
静止性震颤	常为首发症状，安静时出现拇指与食指"搓丸样"动作，随意运动减轻或停止，紧张时加剧，入睡后消失；由一侧上肢远端（手指）开始，逐渐扩展到同侧下肢及对侧肢体，下颌、唇、舌及头部最后受累；少数患者尤其是70岁以上发病者，可能不出现震颤
肌强直	肌强直表现屈肌与伸肌同时受累，被动运动关节阻力始终增高，似弯曲软铅管（铅管样强直）；若伴震颤，检查感觉在均有阻力有断续停顿，似转动齿轮（齿轮样强直），是肌强直与静止性震颤叠加所致；被动运动关节开始阻力明显，随后迅速减弱（折刀样强直），常伴腱反射亢进和病理征
运动迟缓	随意动作减少，动作缓慢，表情肌活动少，双眼凝视，瞬目减少，呈面具脸；手指精细动作（如扣纽扣、系鞋带等）困难，不能同时做多个动作；书写时字越写越小（写字过小征）
姿势步态异常	早期行走时上肢摆动减少或消失，走路时下肢拖步；随病情进展自坐位、卧位起立困难；步伐变小、启动困难、转弯障碍，小步前冲，不能及时停止（慌张步态）；行走中全身僵住，不能动弹（冻结现象）
非运动症状	自主神经功能障碍：多汗、脂溢性皮炎、体位性低血压、顽固性便秘和排尿困难等；轻度认知功能障碍：智力迟钝、幻觉症状；神经精神症状：焦虑、抑郁、睡眠障碍

（四）检查和治疗

CT或MRI检查少数可见黑质变薄或消失，正电子发射断层扫描或单光子发射计算机扫描对诊断及病情进展监测有一定意义，帕金森病目前尚无特异性诊断技术。帕金森病采取综合治疗，包括药物治疗、手术治疗、康复训练、心理疏导与治疗、神经组织移植和基因治疗。不同的病情进展阶段，治疗目标有所不同。年轻的、早期患者以保持或恢复工作能力为目标，中晚期患者以保持或恢复生活自理能力为目标，晚期患者以减轻痛苦、延长生命为目标。

(五) 护理措施

护理目标是减轻各种运动或非运动性症状,减少各种并发症的发生,延长老年人的生命;同时通过药物和非药物方法减轻老年人的焦虑、抑郁情绪,增强自尊,提高生活质量。老年帕金森病患者的具体护理措施如表5-29所示。

表5-29 老年帕金森病患者的护理措施

护理	具体措施
一般护理	环境安全无障碍,注意移开环境中的障碍物,路面及厕所要防滑,以防老年患者慌张躲避而跌倒;可在室内制作"帕金森道路";外出活动或沐浴时应有人陪护,防止跌倒及受伤。穿较宽大衣服,尽量减少扣子,可选用拉链、按扣或自粘胶等,布料最好选用全棉,便于吸汗;选择平底的皮鞋或布鞋,防滑性比较好,避免穿拖鞋、系带鞋,拖鞋、系带鞋易脱落,容易绊倒老年患者
饮食护理	给予低盐、低脂、低胆固醇、适量优质蛋白的清淡饮食,多食蔬菜、水果和粗纤维食物,保证充足的水分,避免刺激性食物,戒烟酒及槟榔;患帕金森病的老年人由于行走不便和姿势反射障碍更容易跌倒,故足量维生素D和钙的摄入可预防骨质疏松;对咀嚼、吞咽功能障碍者,指导其进食时宜缓慢,集中注意力,以防误吸引起肺部感染,必要时进行鼻饲流食
对症护理	对于出汗较多的老年患者,注意补充水分,做好皮肤清洁,勤换衣服和被褥;环境设置合理,加床档,防止跌倒坠床;为长期卧床的老年患者勤翻身,按摩皮肤,做好预防压疮护理;促进痰液排出,预防肺部感染
病情观察	观察老年患者运动障碍的类型、心理障碍、智能减损、肢体挛缩、关节僵硬、症状加重和持续的时间、缓解的方式;防止并发症的发生,如损伤、感染、压疮等
用药护理	从最小剂量开始,品种不宜多,不宜突然停药或随意更换药品,注意观察疗效及不良反应;抗胆碱能药:如安坦,副作用使口干、视物模糊、便秘和排尿困难,严重者出现幻觉、妄想,青光眼及前列腺肥大患者禁用;左旋多巴可致恶心、呕吐、心律失常、幻觉、异动症、开关现象、剂末恶化等,应空腹用药,如餐前30 min或餐后1 h服药,避免与高蛋白食物一起服用;金刚烷胺可致失眠、精神症状、消化道反应等,肝、肾功能不全,癫痫,严重胃溃疡者慎用
心理护理	老年患者常有自卑感,不愿参加社会活动,可产生焦虑、失落、抑郁和恐惧等心理,护理员应细心观察老年患者的心理反应,鼓励他们并注意倾听他们的心理感受,尽量满足他们需求,鼓励他们自我护理,增加其独立性及自信心
健康指导	指导老年患者正确用餐,防止呛咳或烫伤;走路时持拐杖助行;叮嘱老年人避免登高、单独使用危险器具和易碎的器皿,防止意外受伤;指导老年患者坚持主动运动和功能锻炼,多做皱眉、鼓腮、露齿和吹哨等动作;加强日常生活作训练,进食、洗漱、穿脱衣服尽量自理;病情较重者指导其进行姿势及步态训练;卧床者指导其做被动肢体活动并对其进行肌肉、关节按摩

（六）老年帕金森病患者步态训练技术

1. 操作目的

（1）改善老年患者姿势控制、行走、平衡、协调能力。

（2）老年患者学会正确的行走姿势，纠正不良步态。

2. 老年帕金森病患者步态训练的操作流程

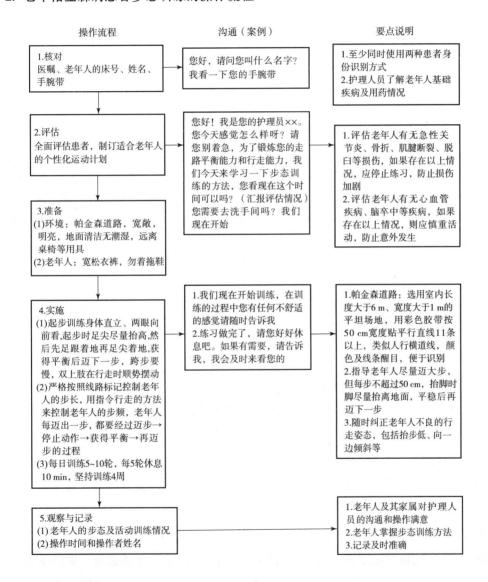

操作流程	沟通（案例）	要点说明
1.核对 医嘱、老年人的床号、姓名、手腕带	您好，请问您叫什么名字？我看一下您的手腕带	1.至少同时使用两种患者身份识别方式 2.护理人员了解老年人基础疾病及用药情况
2.评估 全面评估患者，制订适合老年人的个性化运动计划	您好！我是您的护理员××。您今天感觉怎么样呀？请您别着急，为了锻炼您的走路平衡能力和行走能力，我们今天来学习一下步态训练的方法，您看现在这个时间可以吗？（汇报评估情况）您需要去洗手间吗？我们现在开始	1.评估老年人有无急性关节炎、骨折、肌腱断裂、脱臼等损伤，如果存在以上情况，应停止练习，防止损伤加剧 2.评估老年人有无心血管疾病、脑卒中等疾病，如果存在以上情况，则应慎重活动，防止意外发生
3.准备 (1)环境：帕金森道路，宽敞、明亮，地面清洁无潮湿，远离桌椅等用具 (2)老年人：宽松衣裤，勿着拖鞋		
4.实施 (1)起步训练身体直立、两眼向前看，起步时足尖尽量抬高，然后先足跟着地再足尖着地，获得平衡后迈下一步，跨步要慢，双上肢在行走时顺势摆动 (2)严格按照线路标记控制老年人的步长，用指令行走的方法来控制老年人的步频，老年人每迈出一步，都要经过迈步→停止动作→获得平衡→再迈步的过程 (3)每日训练5~10轮，每5轮休息10 min，坚持训练4周	1.我们现在开始训练，在训练的过程中您有任何不舒适的感觉请随时告诉我 2.练习做完了，请您好好休息吧。如果有需要，请告诉我，我会及时来看您的	1.帕金森道路：选用室内长度大于6 m、宽度大于1 m的平坦场地，用彩色胶带按50 cm宽度贴平行直线11条以上，类似人行横道线，颜色及线条醒目，便于识别 2.指导老年人尽量迈大步，但每步不超过50 cm，抬脚时脚尽量抬离地面，平稳后再迈下一步 3.随时纠正老年人不良的行走姿势，包括抬步低、向一边倾斜等
5.观察与记录 (1)老年人的步态及活动训练情况 (2)操作时间和操作者姓名		1.老年人及其家属对护理人员的沟通和操作满意 2.老年人掌握步态训练方法 3.记录及时准确

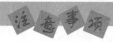

注意事项

（1）训练场地平坦、干净、无障碍物，老年患者衣裤合身、鞋舒适防滑、易于行走。

（2）训练全程陪同老年患者，要有耐心，态度和蔼，多给予鼓励。

（3）注意观察老年患者面色、呼吸、脉率等有无异常，重视老年患者的主诉，发现异常，立即停止训练。

三、阿尔茨海默病患者的护理

（一）疾病概念

阿尔茨海默病（Alzheimer's Disease，AD）是一种进行性发展的中枢神经系统退行性疾病，是由掌管记忆的海马回及掌管人格特质的大脑皮质的神经细胞发生退化病变引起。多见于70岁及以上的老年人，女性患病率明显高于男性，比例约为2：1。临床表现是认知和记忆功能不断恶化，最终严重影响日常生活能力。

（二）致病因素

阿尔茨海默病的病因迄今不明，一般认为阿尔茨海默病是复杂的异质性疾病，多种因素可能参与致病，如神经因素、遗传因素、免疫因素和环境因素等。

1. 神经因素

阿尔茨海默病患者海马和新皮质的乙酰胆碱和胆碱乙酰转移酶显著减少，皮质胆碱能神经元递质功能紊乱被认为是导致患者出现记忆障碍及其他认知功能障碍的原因之一。

2. 遗传因素

阿尔茨海默病的发病具有家族聚集性，凡患者有阳性家族史者，其一级亲属患病的危险性是常人的4.3倍，呈常染色体显性遗传及多基因遗传。

3. 免疫因素

阿尔茨海默病的神经病变中发现与免疫相关的调节细胞、补体成分、炎性细胞因子和急性反应物，并且在阿尔茨海默病患者的脑内存在抗胆碱能神经元等多种抗体。

4. 环境因素

阿尔茨海默病的发生与慢性炎症反应、钙失衡、铝中毒、雌激素水平降低等因素有关，文化程度低、吸烟、脑外伤等可增加患病风险。

知识链接

阿尔茨海默病的最新诱因

当洒脱的"单身贵族"成为很多都市人的新选择时，发表在《英国医学杂志》上的一项新研究却提醒我们，你的记忆力可能会在长期单身生活的日子里，悄然流逝。芬兰科学家对 1 400 名参与者进行了长达 20 年的随访研究结果发现，可能是由于找不到合适对象、不想结婚、离婚和丧偶等原因，长期单身的人记忆力仿佛特别"脆弱"，年老后很容易出现比较严重的记忆受损或者失忆症状，罹患阿尔茨海默病的风险也较高。而与之相反，处在幸福的婚姻或是恋爱状态，则有助于维持记忆力。研究人员表示，在婚姻生活中，夫妻间的沟通互动不仅能在不知不觉中让大脑得到锻炼，积极刺激记忆力发展，还能相互填补"记忆漏洞"。

（三）临床表现

阿尔茨海默病起病缓慢或隐匿，患者及家人常说不清何时起病。少数患者在躯体疾病、骨折或精神受到刺激后症状迅速明朗化。主要表现为认知功能下降、精神症状和行为障碍、日常生活能力的逐渐下降。根据认知能力和身体机能的恶化程度分成三个阶段。阿尔茨海默病患者的临床表现如表 5-30 所示。

表 5-30　阿尔茨海默病患者的临床表现

特点	具体内容
第一阶段（1~3 年）	为轻度痴呆期。表现为记忆力下降，近期记忆减弱，逐渐出现远期记忆减退；判断能力下降，患者不能对事件进行分析、思考、判断，难以处理复杂的问题；工作或家务劳动漫不经心，不能独立进行购物、处理经济事务等；社交困难；尽管仍能做些已熟悉的日常工作，但对新的事物表现出茫然难解、疲乏、焦虑和消极情绪，情感淡漠，偶尔激惹，常有多疑；出现时间定向障碍，对所处的场所和人物能做出定向，对所处地理位置定向困难，复杂结构的视空间能力差；言语词汇少，命名困难；人格障碍，如不爱清洁、不修边幅、暴躁、易怒、自私多疑
第二阶段（2~10 年）	为中度痴呆期。表现为远近记忆严重受损，简单结构的视空间能力下降，时间、地点定向障碍；在处理问题、辨别事物的相似点和差异点方面有严重损害；不能独立进行室外活动，在穿衣、个人卫生以及保持个人仪表方面需要帮助；逻辑思维、综合分析能力减退，言语重复，计算能力下降；出现各种神经症状，可见失语、失用和失认；情感由淡漠变为急躁不安，常走动不停，可见尿失禁
第三阶段（8~12 年）	为重度痴呆期。患者已经完全依赖照护者，严重记忆力丧失，仅存片段的记忆；情感淡漠、哭笑无常、言语及日常生活能力丧失、卧床，与外界接触能力丧失；肢体僵直、四肢强直或屈曲瘫痪，括约肌功能障碍，查体可见锥体束征阳性，有强握、摸索和吸吮等原始反射；最终昏迷，一般死于感染等并发症

（四）检查和治疗

通过脑电图、脑 CT、MRI、单光子发射计算机断层摄影术、正电子发射断层摄影术、脑脊液、基因检测、神经心理学及量表等检查提供参考依据。阿尔茨海默病目前尚无治愈的方法，只能通过药物治疗、支持疗法、心理治疗改善患者的认知功能和行为障碍，提高日常生活能力，延缓疾病进展。

（五）护理措施

护理目标是使老年人能最大限度地保持记忆力和沟通能力，提高日常生活自理能力，能较好地发挥残存功能，生活质量得以提高。阿尔茨海默病患者的具体护理措施如表 5 - 31 所示。

表 5 - 31　阿尔茨海默病患者的具体护理措施

护理	具体措施
第一阶段护理	早期患者往往只有性格的改变和记忆力衰退，护理员注意患者的饮食、营养和日常的清洁卫生；督促患者自己料理好生活，参加多种社会活动，多接触周围环境，减缓神经衰退；不要让患者单独外出，以免迷失方向
第二阶段护理	中度患者需要在护理员的协助下进行简单的生活自理活动；让老年人按自己的速度做一件事，不要责怪他，适当鼓励和安慰他；老年人做错事要耐心地和他一起更正；与老年人一起做一些简单的游戏，让他体会到参与的乐趣
第三阶段护理	重度患者丧失生活自理能力，护理员需要照顾老年人吃饭、穿衣、清洁等；长期卧床的老年人要预防褥疮发生，要勤翻身，勤擦洗。多吃富含纤维素的食物；帮助老年人主动活动，进行轻柔的运动锻炼
特殊情况防范	避免外出，必须出门时带卡片、手环，上面写有名字、住址、联系人及联系方式，告知邻居及管理员留意行踪；避免使用危险物品（如煤气等）；防跌倒、烫伤、坠楼等；放好危险物品（如剪刀、绳子、火柴等），以免发生意外；注意防范冲动、伤人、自伤、逃跑等病态行为
饮食护理	饮食品种多样化，以清淡、低糖、低脂、低盐、低胆固醇、高蛋白、富含纤维素的食品为主，如蔬菜、水果、干果、瘦肉、奶和蛋类、豆制品及五谷杂粮等。避免刺激性食物，忌烟酒、咖啡、浓茶、少食油煎、油炸食物；老年人进食时必须有人照看，防止噎食及呛咳，食物要温度适中，无刺，无骨，易于消化；吞咽困难者以半流质或软食为宜；缓慢进食，不可催促，每次吞咽后要让老年人反复做几次空咽运动，确保食物全部咽下；食欲亢进、暴饮暴食的老年人，适当限制食量，以防止因消化吸收不良而出现呕吐、腹泻
用药护理	口服药必须由护理员按顿送服，不能放置在老年人身边，以免老年人遗忘或错服；对于经常出现拒绝服药的老年人，除要监督其把药服下外，还要让其张开嘴，检查是否已经将药物咽下，防止老年人在无人看管的情况下将药物吐掉或取出；吞咽困难者，将药片掰成小粒或研碎后溶于水中服用；注意观察药物疗效及反应
起居护理	房间色彩明快，富于欢乐和温馨感；居室内的设施要便于老年人活动，地面通道无障碍物，避免用玻璃或镜面玻璃家具；床的高度宜偏低，床的两边设有护栏；卫生间选用坐式马桶，设有扶手架，地砖平坦干燥、防滑

项目六 老年人的紧急救护

【知识目标】

◇ 了解老年人常见的意外情况
◇ 掌握老年人发生意外情况后的表现
◇ 掌握老年人突发意外的紧急救护操作流程和注意事项

【能力目标】

◇ 运用紧急救护的知识，做好老年人发生意外后的初步处理与救治
◇ 培养在紧急情况下能沉着、冷静、谨慎处理问题的能力
◇ 培养能针对不同情况结合实际采取措施的实践能力

【素质目标】

◇ 反思与老年人沟通的实际经历，有意识地自学沟通知识的重点部分
◇ 与小组分享学习经验，以团队协作的形式巩固与老年人沟通的相关知识和技能
◇ 通过学习急救措施，培养主动关心他人、帮助他人的优秀思想品德，提高自我素质

【思维导图】

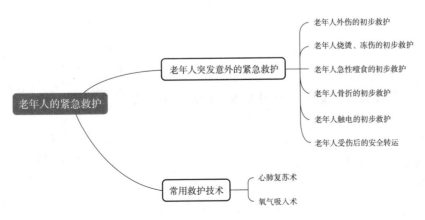

任务一
老年人突发意外的紧急救护

子任务1　老年人外伤的初步救护

老年人随着年龄的增长，身体各种功能下降，导致体力、视力下降，反应能力下降，稳定性下降，因而容易发生意外伤害。老年人发生意外伤害后采取及时、正确的处理方法能挽救老年人的生命，防止病情恶化，减少老年人痛苦以及预防并发症。

一、包扎技术

（一）包扎的目的

（1）保护伤口，减少伤口感染和再损伤。
（2）压迫止血，预防或减轻局部肿胀。
（3）固定伤口上的敷料、药品和骨折部位。
（4）减轻疼痛，使伤者舒适安全。

（二）包扎用物

绷带或三角巾、无菌纱布。紧急情况下可用洁净的毛巾、衣服、被单等代替。

（三）包扎方法

1. 绷带包扎法

（1）环形包扎法。

下周将上周绷带完全遮盖，是最基本、最常用的方法。适用于粗细相等的小伤口，如颈、腕、胸、腹等部位的伤口。环形包扎法如图6-1所示。

（2）螺旋形包扎法。

每周覆盖上一周的1/3~1/2。适用于直径基本相等部位的伤口，如上臂、手指、躯干、大腿等部位的

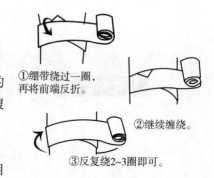

①绷带绕过一圈，再将前端反折。

②继续缠绕。

③反复绕2~3圈即可。

图6-1　环形包扎法

伤口。螺旋形包扎法如图 6 – 2 所示。

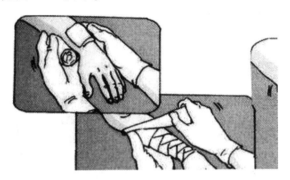

图 6 – 2　螺旋形包扎法

（3）螺旋反折包扎法。

每周均将绷带向下反折，覆盖上一周的 1/3 ～ 1/2，反折处成一直线。适用于直径不等部位的伤口，如前臂、小腿等部位的伤口。不可在伤口或骨隆突处反折。螺旋反折包扎法如图 6 – 3 所示。

（4）"8"字形包扎法。

伤口上下，每周覆盖上一周的 1/3 ～ 1/2。适用于直径不一致部位或屈曲关节的伤口。"8"字形包扎法如图 6 – 4 所示。

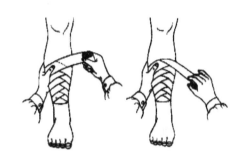

图 6 – 3　螺旋反折包扎法

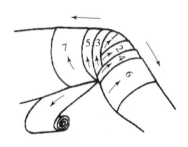

图 6 – 4　"8"字形包扎法

（5）回返包扎法。

适用于无顶部位的伤口，如指端、头部、截肢残端等部位的伤口。回返包扎法如图 6 – 5 所示。

2. 三角巾包扎法

（1）顶部包扎法。

适用于头顶部外伤。顶部包扎法如图 6 – 6 所示。

（2）胸（背）部包扎法。

适用于胸（背）部外伤。胸（背）部包扎法如图 6 – 7 所示。

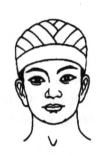

图 6 – 5　回返包扎法

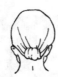

图 6-6　顶部包扎法

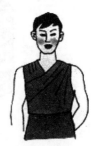

图 6-7　胸（背）部包扎法

（3）腹部及臀部包扎法。

适用于腹部及臀部外伤。腹部及臀部包扎法如图 6-8 所示。

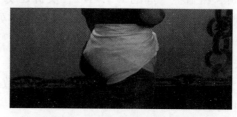

图 6-8　腹部及臀部包扎法

（四）包扎注意事项

（1）包扎时动作要快且轻，不要碰撞伤口，包扎要牢固，防止脱落。

（2）先清创，后包扎，不要用脏手和污物接触伤口。

（3）包扎时松紧适宜，包扎太紧，容易影响患者局部血液循环。

（4）包扎时伤者位置保持舒适，肢体必须保持功能位。

（5）包扎方向为自下而上，由左向右，从远心端向近心端包扎。包扎四肢时，应将指端外露，以便观察血液循环情况。

二、止血技术

血液是维持生命的重要物质。失血量超过总血量的 20% 时，就会出现休克；当出血量达到总血量的 30% 时，就会有生命危险。根据伤口的部位、大小以及出血的颜色、速度，迅速判断出血的性质，决定止血方法是挽救伤者生命的关键。

（一）出血特征

1. 动脉出血

血液为鲜红色，出血时血液呈喷射状，流速快，量多，短时间内可大量失血，危及生命。

2. 静脉出血

血液为暗红色，出血时血液呈涌状或徐徐外流，速度稍微慢，量中等。

3. 毛细血管出血

血液鲜红，像水珠样流出或者渗出，量少，多能自行凝固止血。

（二）常用的止血方法

1. 指压止血法

适用于中等或较大的动脉出血，是一种暂时性应急措施，方便及时，分为直接指压止血和间接指压止血。直接指压止血是用清洁敷料盖在出血部位上，用手指直接压迫伤口止血。间接指压止血是用手指、手掌、拳头压迫动脉的近心端，阻断血液流通，达到临时止血的目的。

2. 加压包扎止血法

适用于各种伤口。先用无菌纱布覆盖压迫伤口，再用三角巾或绷带用力包扎，但伤口内有碎骨片时，禁用此法。

3. 填塞止血法

适用于颈部和臀部较大而深的伤口。先用镊子夹住无菌纱布塞入伤口内，然后用绷带或三角巾绕颈部或对侧臀部包扎固定。

4. 加垫屈肢止血法

适用于无骨关节损伤的肘或膝关节以下的出血。在肘窝或腘窝加垫，屈曲包扎上肢或下肢，用三角巾或绷带固定肢体。

5. 止血带止血法

适用于四肢较大的动脉止血，或采用加压包扎不能有效控制的大出血。

（三）使用止血带止血注意事项

（1）止血带不宜直接结扎在皮肤上，应先用三角巾、毛巾等做成平整的衬垫缠绕在要结扎止血的部位，然后再上止血带。

（2）结扎止血带的部位在伤口的近端（上方）。上肢大动脉出血应结扎在上臂的上 1/3 处，下肢大动脉出血应结扎在大腿中部。

（3）结扎止血带要松紧适度，以停止出血或远端动脉搏动消失为度。结扎过紧，可损伤受压局部部位，结扎过松，达不到止血目的。

（4）一般止血带的使用时间不宜超过 3 h，每隔 30~50 min 松解一次，暂时恢复远端肢体血液供应。松解止血带的同时，仍应用指压止血法，以防再度出血。

（5）结扎好止血带后，在明显部位加上标记，注明结扎止血带的时间，尽快运往医院。

子任务2　老年人烧烫、冻伤的初步救护

一、老年人烧烫伤的初步救护

（一）老年人发生烧烫伤的危险因素

1. 生理因素

老年人因神经系统生理的老化、皮肤组织老化而导致痛温觉减退，对热的耐受能力降低，受热以后，易导致皮肤红肿、水疱、破溃等不同程度的烫伤。

2. 热应用因素

老年人在使用热水袋、电热毯、电护手宝等过程中，因温度过高、外表无包裹直接接触皮肤造成烫伤。

3. 病理因素

老年人本身患有糖尿病、下肢动脉闭塞、肢体感觉障碍、视力障碍等疾病容易发生烫伤。

4. 缺乏烫伤知识

老年人或其家属没有相关低温烫伤的基础知识，没有引起足够的重视。

（二）烧烫伤的局部表现

烧烫伤的严重程度主要与烧烫伤的深度、面积和是否合并并发症有关。

1. 一度伤

局部轻度红肿、无水疱、疼痛明显。

2. 二度伤

局部红肿疼痛，有大小不等的水疱。

3. 三度伤

脂肪、肌肉、骨骼都有损伤，创面无水疱，无弹性，并呈灰或红褐色，无疼痛。

知识链接

烫伤后的水疱不要自行戳破，避免处理不当导致感染，加重病情。小水疱保护好创面，无须特殊处理，组织可自行吸收；大水疱最好是在消毒以后，拿无菌针头或者锐器，从水疱的低位戳一个侧孔让烧伤处水疱的水流出来。若无法自行处理，最好到医院由专科医生处理。

（三）烧烫伤后的现场急救

1. 冷水冲洗创面

烧烫伤后立即用流动的冷水冲洗伤口 30 min，或用毛巾冷敷。

2. 不要急切地脱掉衣物

当烧烫伤处有衣物覆盖时，不要着急脱掉衣物，可以用剪刀剪开衣物，千万不要强行剥去任何衣物，以免弄破水疱。

3. 正确处理水疱

如果烧烫伤处有水疱，小水疱无须特殊处理，组织可自行吸收；大水疱可在无菌条件下用无菌针头刺破，若条件达不到无菌，不能自行刺破水疱，以免感染。

4. 保护好伤口

使用干净的或无菌的纱布或棉质的布类覆盖伤口并加以固定，有助于保持创口的清洁和减轻疼痛。

5. 及时送医

大面积且深度达二度到三度的严重烧烫伤患者，应立即送医院治疗。

二、冻伤的初步救护

（一）冻伤概念

冻伤是人体在低温环境中，停留时间过长又缺乏必要的防寒措施导致的一种冬季常见病，以暴露部位出现充血性水肿红斑、遇温高时皮肤瘙痒为特征，严重者可能会出现患处皮肤糜烂、溃疡等现象。

（二）冻伤的因素

1. 气候因素

寒冷的气候，包括空气的湿度、流速以及天气骤变等。潮湿和风速都可加速身体的散热，身体长时间暴露在寒冷空气中易冻伤。

2. 局部因素

老年人穿的鞋袜过紧、长时间站立不动及长时间浸在水中等均可使局部血液循环发生障碍，使局部热量减少，导致冻伤。

3. 全身因素

疲劳、虚弱、紧张、饥饿、失血及创伤等均可减弱老年人对外界温度变化的调节和适应能力，使全身热量减少，导致冻伤。

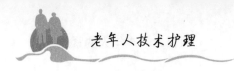

（三）局部冻伤的表现

1. 手冻伤

（1）一度冻伤。

即常见的"冻疮"，症状最轻，受损在表皮层，受冻部位皮肤红肿充血，自觉热、痒、灼痛，症状在数日后消失，愈后除有表皮脱落外，不留瘢痕。

（2）二度冻伤。

伤及真皮浅层，伤后除红肿外，伴有水疱，疱内可为血性液，深部可出现水肿、剧痛，皮肤感觉迟钝。

（3）三度冻伤。

伤及皮肤全层，出现黑色或紫褐色，痛感觉丧失。伤后不易愈合，除留有瘢痕外，可有长期感觉过敏或疼痛。

（4）四度冻伤。

伤及皮肤、皮下组织、肌肉甚至骨头，可出现坏死，感觉丧失，愈后可有瘢痕形成。

2. 脚冻伤

（1）冻伤皮肤局部发冷，感觉减退或敏感。

（2）对冷敏感，寒冷季节皮肤出现苍白或青紫。

（3）痛觉敏感、肢体不能持重等。

这些表现是由于交感神经或周围神经损伤后功能紊乱所引起。

3. 冻僵

皮肤苍白，冰凉，有时面部和周围组织有水肿，神志模糊或昏迷，肌肉强直，瞳孔对光反射迟钝或消失，心动过缓，心律不齐，血压降低到测不到，可出现心房和心室纤颤，严重时心跳停止。呼吸慢而浅，严重者偶尔可见一至两次微弱呼吸。

（四）冻伤的紧急处理

1. 尽快脱离低温环境，保暖

尽可能将冻伤人员送往专业医院进行救护。

2. 迅速脱离寒冷环境，防止继续受冻

这是治疗冻伤的首要原则，脱离寒冷环境，尽快到达正常环境。让受冻的部位尽快恢复到正常温度，这样才能进行接下来的救治。

3. 保持局部组织清洁干燥，适当外用冻疮膏

水疱较大的要进行疱液的抽吸。一般会恢复良好，短期内会有一些色素沉着。三四度冻伤应及时就医，主要是局部坏死组织清创处理，并应用药物改善冻伤区血液循环。病情严重者可能需要植皮或截肢。

4. 快速复温

冻伤后应用温水对冻伤部位进行处理，时间不宜过长，这样有利于血液循环。另外也不要用热敷，过热的温度容易引起伤口疼痛加剧。

知识链接

复温的方法是将冻肢浸泡于42 ℃（不宜过高）温水中，至冻伤区皮肤转红，尤其是指（趾）甲床潮红，组织变软为止，时间不宜过长。颜面冻伤可用42 ℃的温水浸湿毛巾，进行局部热敷。在无温水的条件下，可将冻肢立即置于自身或救护者的温暖体部，如腋下、腹部或胸部，以达复温的目的。救治时严禁火烤、雪搓、冷水浸泡或猛力捶打冻肢。

子任务3 老年人急性噎食的初步救护

一、引起老年人噎食的原因

（1）牙齿缺失、咀嚼功能差，不能充分咀嚼食物。

（2）意识不清并伴有吞咽困难的老年人。

（3）老年人脑血管病变发生率高，吞咽反射迟钝，易造成吞咽动作不协调而发生意外。

（4）进食时谈话、说笑，注意力不集中。

（5）老年人食道病变较多，弹性下降，进食时易造成食道痉挛。

二、噎食的表现

（一）一般表现

症状较轻时可出现剧烈的咳嗽，咳嗽间歇有哮鸣音，说话含糊不清。

（二）典型症状

症状较重时老年人不能咳嗽、不能说话、呼吸困难，用手按住颈部或胸前，并用手指口腔，继而面色青紫、神志不清甚至呼吸停止。

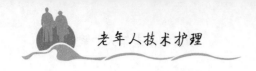

三、噎食的紧急救护（腹部冲击法）操作流程

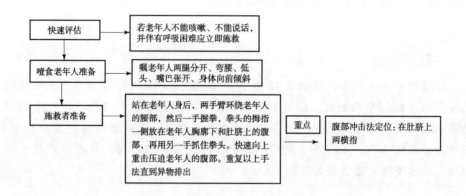

快速评估 → 若老年人不能咳嗽、不能说话，并伴有呼吸困难应立即施救

噎食老年人准备 → 嘱老年人两腿分开、弯腰、低头、嘴巴张开、身体向前倾斜

施救者准备 → 站在老年人身后，两手臂环绕老年人的腰部，然后一手握拳，拳头的拇指一侧放在老年人胸廓下和肚脐上的腹部，再用另一手抓住拳头。快速向上重击压迫老年人的腹部。重复以上手法直到异物排出 → 重点 → 腹部冲击法定位：在肚脐上两横指

子任务4　老年人骨折的初步救护

一、老年人骨折的原因

（一）跌倒

跌倒是造成老年人骨折的直接原因。老年人随着年龄的增长，感知觉功能减退，动作不协调、活动不灵活、肌耐力下降等，均易导致老年人跌倒而发生骨折。

（二）骨质疏松

骨质疏松是造成老年人骨折的间接原因。老年人因年龄较大，骨质出现退变、老化、增生，骨质脱钙，容易出现骨质疏松症。

二、骨折的分类

根据骨折端是否与外界相通分为两类。
（1）闭合性骨折，骨折断端未刺穿皮肤与空气不相通。
（2）开放性骨折，骨折断端刺穿皮肤与空气相通。

三、骨折的表现

（一）一般表现

局部疼痛、肿胀和功能障碍。

（二）特有体征

（1）局部畸形，骨折段移位可使患肢外形发生改变，主要表现为短缩、成角或旋转。

（2）运动异常，正常情况下肢体不能活动的部位，骨折后出现不正常的活动。

（3）骨擦音，两骨折端相互摩擦时，可产生骨擦音或骨擦感。

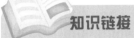

知识链接

判断骨折的主要依据

（1）疼痛和压痛：受伤处有明显的压痛点，移动时有剧痛。

（2）肿胀：内出血和骨折端的错位、重叠，都会使外表呈现肿胀现象。

（3）畸形：骨折时肢体发生畸形，呈现短缩、弯曲或者转向等。

（4）功能障碍：原有的功能受到影响或完全丧失。

四、老年人骨折常见部位

（一）腕部骨折

腕部骨折是老年人骨折中最常见的一种。当摔倒时，人多会反射性地伸出手掌触地来支撑保护身体。这时，身体的重力会集中在前臂远端的桡骨上而发生骨折。此时，因腕部多是在伸直位受力而导致骨折远端向手背侧移位，从侧方看腕部，会呈特殊的"锅铲样"畸形。腕部骨折示意如图6-9所示。

（二）椎体骨折

老年人锥体骨折多发生在脊柱的腰椎以及胸腰段部位的椎体。老年人骨折发生时往往首先累及脊柱的椎体，一旦受到外力的刺激，疏松的、空虚的椎体很容易发生形态上的改变，即椎体压缩性骨折。

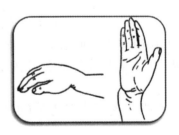

图6-9　腕部骨折示意

（三）髋部骨折

髋部是下肢和躯干的连接部位，骨质疏松的老年人在摔倒时，很容易造成股骨粗隆或股骨颈的骨折。

五、老年人骨折后的初步处理

（1）老年人发生骨折后，家属或者护理员不要惊慌，应立即检查骨折部位的情况，避免不必要的搬动。

（2）不要随意牵拉骨折部位，以防止损伤血管和神经。

（3）应迅速固定老年人的骨折部位，避免骨折断端的错位。

（4）开放性骨折禁用水冲，不要涂药物，保持伤口清洁。外露的断骨严禁送回伤口内，避免增加污染和刺伤血管、神经。

（5）骨折固定的目的，只是限制肢体活动，不要试图整复。

（6）老年人腰部骨折或下肢骨折时，勿随意移动老年人，应立即拨打医生电话并报告，待医护人员到场后再配合骨折固定。

子任务5　老年人触电的初步救护

一、触电的概念

触电是指一定强度的电流通过人体时，造成的机体损伤及功能障碍。严重者可致呼吸和心跳停止。

二、老年人触电的原因

老年人触电的原因主要是缺乏安全用电常识，私拉乱接电线，自行安装电器，家用电器漏电而手接触开关、灯头、插头或在电线上挂吊衣物等。

三、触电的表现

老年人触电的表现多种多样，因接触时间、电流强度、电压高低等不同。症状较轻表现为精神紧张、面色苍白、表情呆滞、呼吸和心跳增快。重型常发生意识丧失、心脏和呼吸骤停，若复苏不及时可致死亡。

四、老年人触电后的初步处理

（一）迅速脱离电源

1. 关闭电源

若触电发生在家中或开关附近，迅速关闭电源开关、拉开电源总闸刀是简单、安全而有效的方法。如果是在户外而不是在室内，在无法切断电源的情况下，一定要用绝缘物体把触电的人和电分离，千万不要用导电的物体去救人。

2. 挑开电线

用干燥木棒、竹竿等将电线从触电者身上挑开，并将此电线固定好，避免他人触电。

3. "拉开"触电者

若触电者不幸全身趴在铁壳机器上，施救者可在自己脚下垫一块干燥木板或塑料板，用干燥绝缘的布条、绳子或用衣服绕成绳条状套在触电者身上将其拉离电源。

（二）必要时进行心肺复苏术

若触电者意识丧失，伴呼吸、心跳停止，应立即实施心肺复苏术。

子任务6 老年人受伤后的安全转运

老年人受伤后经初步处理，应及时、迅速、安全地将其转运至安全的地方，避免再次损伤。搬运转送老年人时，要根据老年人的具体情况，选择合适的搬运方法、搬运工具。在抱扶老年人时，救护者的动作要轻巧、敏捷、一致。整个过程应快而稳，避免因搬运而加重老年人的病情。

一、常见的搬运方法

（一）担架搬运法

适用于伤势较重，不宜徒手搬运，且需转运距离较远的伤者。

（二）徒手搬运法

用于伤势较轻且运送距离较近者，常用的方法有单人搬运法、双人搬运法、三人搬运法等。不宜用于病情较重或有骨折、胸部创伤的患者。

1. 单人搬运法

单人徒手搬运的方法有背负法［图6-10（a）］、抱扶法［图6-10（b）］、扶持法［图6-10（c）］。

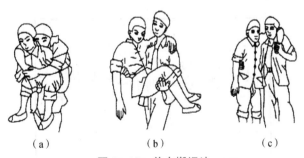

（a） （b） （c）

图6-10 单人搬运法

（a）背负法；（b）抱扶法；（c）扶持法

2. 双人搬运法

双人徒手搬运的方法包括轿扛式［图6-11（a）］、坐椅式［图6-11（b）］、拉车式［图6-11（c）］等。如果怀疑老年人有胸、腰椎骨折，禁用此法。

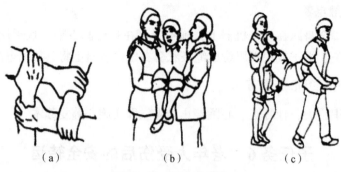

图 6 – 11　双人搬运法

(a) 轿杠式；(b) 坐椅式；(c) 拉车式

3. 三人搬运法

甲托住老年人头、颈、肩和背部，乙托住老年人腰和臀部，丙托住老年人腘窝和小腿部。三人同时托起老年人，并使其身体向搬运者倾斜，同时移步。三人搬运法如图 6 – 12 所示。

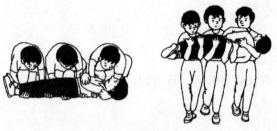

图 6 – 12　三人搬运法

4. 四人搬运法

四个人一起搬运，一人专管头部牵引固定，保持头部与躯干呈直线，其余三人蹲在伤者同一侧，两人托躯干，一人托住下肢，一起起立，将伤者移至硬质担架上，头部两侧用沙袋固定。四人搬运法如图 6 – 13 所示。

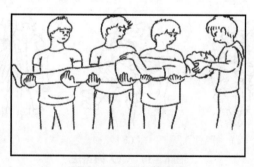

图 6 – 13　四人搬运法

二、搬运的注意事项

（1）须妥善处理好受伤的老年人，根据不同情况采取不同的搬运方法，用两条固定带固定好受伤的老年人。

（2）搬运过程中动作要轻巧，步调要一致，避免震动。

（3）注意保暖，途中随时观察病情变化。

任务二

常用救护技术

子任务1 心肺复苏术

心脏骤停一旦发生，若6 min内得不到及时地抢救复苏，会造成患者大脑和其他重要器官组织不可逆的损害，因此心脏骤停后的心肺复苏术（CPR）必须在现场立即进行，为进一步抢救直至挽回心脏骤停患者的生命赢得最宝贵的时间。

一、心肺复苏术概念

心肺复苏术（CPR）：是针对呼吸、心跳停止的患者所采取的抢救措施，即用心脏按压或其他方法形成暂时的人工循环，恢复心脏自主搏动和血液循环，用人工呼吸代替自主呼吸，达到恢复苏醒和挽救生命的目的。

 知识链接

心脏骤停的概念

心脏骤停是指由各种原因引起的、在未能预计的情况和时间内心脏突然停止搏动，从而导致有效心脏泵血功能和有效循环突然中止，引起全身组织细胞严重缺血、缺氧和代谢障碍，若不及时抢救会立刻失去生命。

二、何种情况下实施心肺复苏术

绝大多数患者无先兆症状，常突然发病。少数患者在发病前数分钟至数十分钟有头晕、乏力、心悸、胸闷等非特异性症状。其主要表现有以下几种。

（1）意识突然丧失或伴有短阵抽搐。

（2）大动脉搏动消失，不能测出血压。

（3）心音消失。

（4）瞳孔散大。

（5）面色苍白、青紫。

（6）呼吸呈叹气样或停止。

心脏骤停出现最可靠且较早的临床表现为意识突然丧失，心音及大动脉搏动消失。

三、心肺复苏术的实施

完整的心肺复苏包括三个阶段。

（1）基本生命支持（Basic Life Support，BLS）又称初步急救或现场急救，目的是在心脏骤停后，立即以徒手方法争分夺秒地进行复苏抢救，以使心脏骤停患者心、脑及全身重要器官获得最低限度的紧急供氧。

（2）高级生命支持（Advanced Life Support，ALS）又称二期复苏或高级生命维护，主要是在 BLS 基础上应用器械和药物，建立和维持有效的通气和循环，识别及控制心律失常，直流电非同步除颤，建立有效的静脉通道及治疗原发疾病。ALS 应尽可能早开始。

（3）后续生命支持（Prolonged Life Support，PLS），主要是脑复苏和脏器功能支持的后续阶段。

下面主要讲解心肺复苏的第一个阶段——基本生命支持（Basic Life Support，BLS）。

（一）快速识别：判断心搏、呼吸骤停

急救者在确认现场安全的情况下轻拍患者的肩膀，并大声呼喊"喂，醒一醒，你还好吗？"检查患者是否有呼吸和颈动脉搏动。如果没有呼吸或者没有正常呼吸（即只有喘息）和颈动脉搏动，立即急救并拨打 120。立刻将患者仰卧于平地上或硬板床上，解开衣领、领带和腰带，头、颈部、躯干在一条直线上，两臂自然放于身体两侧。

知识链接

BLS 程序已被简化，并把判断呼吸中的"看、听和感觉"从程序中删除，实施这些步骤既不合理又很耗费时间，基于这个原因，《2010 年心肺复苏指南》强调对无反应且无呼吸（或无正常呼吸）的成人，立即启动急救反应系统并开始胸外心脏按压。脉搏检查，对于非专业急救人员，不再强调训练其检查脉搏，只要发现无反应的患者没有自主呼吸就应按心搏骤停处理。对于医务人员，一般以一手食指和中指触摸患者颈动脉以感觉有无搏动（搏动触点在甲状软骨旁胸锁乳突肌沟内）。检查脉搏的时间一般不能超过 10 s，如 10 s 内仍不能确定有无脉搏，应立即实施胸外按压。

（二）胸外按压（Circulation，C）

1. 按压定位

在两侧肋弓交点处寻找胸骨下切迹（剑突处），将食指和中指横放在胸骨下切迹上方

为定位标志，另一只手掌根部紧贴食指上方平放在胸骨上（胸骨中、下 1/3 交界处），将定位的手掌根放在另一手的手背上，使两手掌根重叠，十指相扣，手指翘起。胸外按压如图 6 - 14 所示。

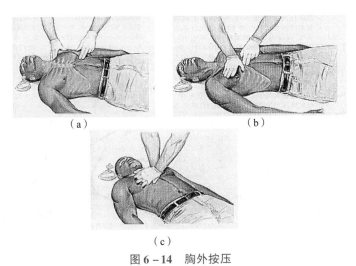

（a）　　　　　　　　　　（b）

（c）

图 6 - 14　胸外按压

（a）寻找胸骨下切迹；（b）手掌根部紧贴食指上方平放在胸骨上；

（c）两手掌根重叠，十指相扣，手指翘起

2. 正确的按压方法

急救者上半身前倾，两肩位于按压部位正上方，两臂绷直，肘关节不能弯曲，以髋关节为支点，以肩、臂的力量和上半身的重量，均匀地、有节律地、垂直向下按压，按压深度 4~5 cm，按压频率大于 100 次/min。每次按压后要充分放松，使胸部恢复正常位，但放松时手掌根不可离开胸壁，以免按压位置改变使按压无效或骨折损伤。《2010 年国际心肺复苏指南》推荐的胸外心脏按压与人工呼吸的比例为 30：2。正确的按压方法如图 6 - 15 所示。

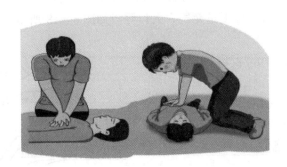

图 6 - 15　正确的按压方法

（三）开放气道（Airway，A）

有两种方法可以开放气道提供人工呼吸：仰头抬颏法和托下颌法。托下颌法仅在怀疑头部或颈部损伤时使用，因为此法可以减少颈部和脊椎的移动。

177

1. 仰头抬颏法

将一只手置于患者的前额，然后用手掌推动，使其头部后仰；将另一只手的手指置于颏骨附近的下颌下方；提起下颌，使颏骨上抬。仰头抬颏法如图 6-16 所示。

2. 托下颌法

双手在患者头部两侧，握紧下颌角，双肘支撑在患者平躺平面，用力向上托下颌，拇指分开口唇，不伴头颈后仰。托下颌法如图 6-17 所示。

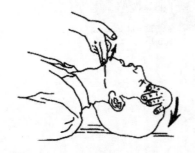 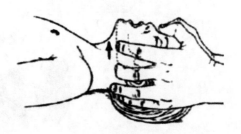

图 6-16　仰头抬颏法　　　　　　　　　　图 6-17　托下颌法

注意在开放气道的同时应该用手指挖出患者口中异物或呕吐物，有假牙者应取出假牙。

（四）人工呼吸（Breathing，B）

实施口对口人工呼吸是借助急救者吹气的力量，使气体被动吹入肺泡，通过肺的间歇性膨胀，以达到维持肺泡通气和氧合作用，从而减轻组织缺氧和二氧化碳潴留。

急救者用保持患者头后仰的拇指和食指捏住患者鼻孔，双唇包紧患者口部，用力吹气 1 s 以上，使胸廓扩张，吹气完松开捏住患者鼻孔的拇指和食指，让患者的胸廓及肺依靠其弹性自主回缩呼气，呼气时听到或感到有气体逸出，以上步骤再重复一次。口对口人工呼吸应有节律、均匀地反复进行，每分钟吹 14~16 次，每次吹气量为 800~1 200 mL，不要超过 1 200 mL，以免造成胃大量充气。人口呼吸如图 6-18 所示。

四、心肺复苏成功的表现

（1）能触到大动脉搏动。

（2）皮肤色泽转红润。

（3）散大的瞳孔缩小。

（4）自主呼吸恢复。

（5）意识恢复。

（6）经心电监护示有效波形。

（7）有尿。

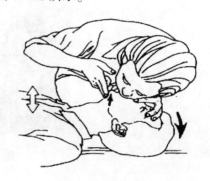

图 6-18　人工呼吸

五、心肺复苏术操作流程

案例导入

　　王红，女，65岁，退休教师，有冠心病史，今日如厕后突然晕倒。查体：呼之不应，颈动脉搏动未触及，胸廓无起伏。如果你是护理员应该怎么做？

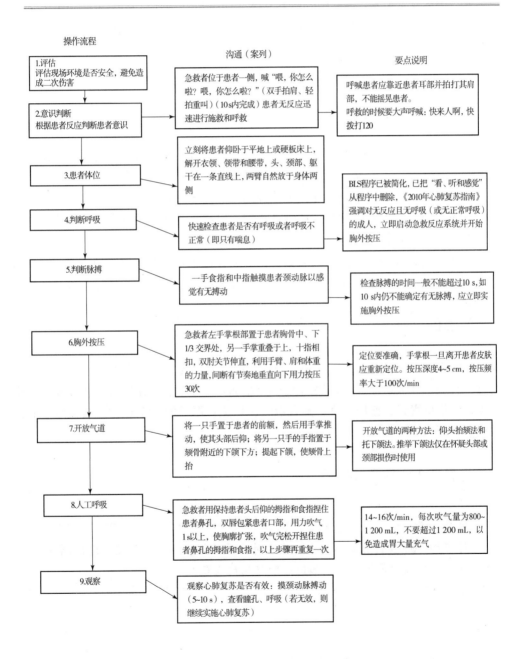

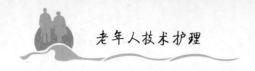

子任务 2 氧气吸入术

一、氧气吸入术概念

氧气吸入术是通过给氧，提高动脉血氧分压（PaO_2）和动脉血氧饱和度（SaO_2），增加动脉血氧含量（CaO_2），纠正各种原因造成的缺氧状态，促进组织的新陈代谢，维持机体生命活动的一种治疗方法。氧气吸入术既能缓解机体缺氧，提高机体的氧储备，又不增加相关并发症。

二、氧气吸入术适应证

（1）呼吸系统疾患，如哮喘、支气管肺炎、气胸、肺气肿、肺不张等，影响患者的肺活量。

（2）心功能不全，如心力衰竭等，可使肺部充血而导致呼吸困难。

（3）各种中毒引起的呼吸困难，如一氧化碳、巴比妥类药物中毒等，使氧不能由毛细血管渗入组织而产生缺氧。

（4）昏迷患者，如脑血管意外或颅脑损伤所致昏迷患者，使中枢受抑制而引起缺氧。

（5）其他患者，如严重贫血、出血性休克、分娩产程过长或胎心音异常等。

三、缺氧的表现

缺氧一般表现为头晕、头痛、耳鸣、眼花、四肢软弱无力，或者产生恶心、呕吐、心慌、气急、气短、呼吸急促、心跳快速无力。随着缺氧的加重，容易产生意识模糊，全身皮肤、嘴唇、指甲青紫，血压下降，瞳孔散大，昏迷；严重的甚至导致呼吸困难、心跳停止、缺氧窒息而死亡。

四、为老年人实施鼻导管给氧术

案例导入

赵奶奶，68 岁，有冠心病史，晚 8 时自诉胸闷、气短、气喘，遵医嘱给予氧气吸入。如果你是护理员该如何帮助赵奶奶吸氧？

（一）操作目的

老年人改善缺氧状态，达到治疗的目的。

（二）鼻导管给氧术操作流程

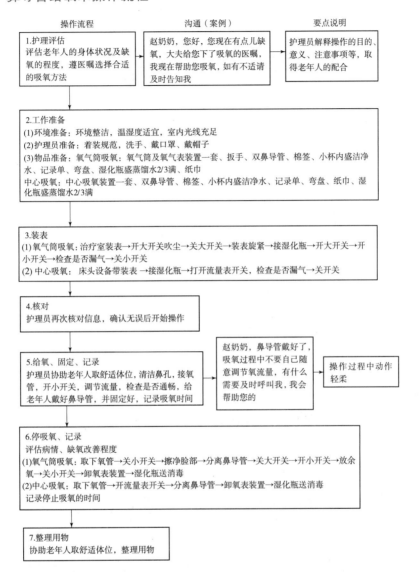

操作流程	沟通（案例）	要点说明

1.护理评估
评估老年人的身体状况及缺氧的程度，遵医嘱选择合适的吸氧方法

赵奶奶，您好，您现在有点儿缺氧，大夫给您下了吸氧的医嘱，我现在帮助您吸氧，如有不适请及时告知我

护理员解释操作的目的、意义、注意事项等，取得老年人的配合

2.工作准备
(1)环境准备：环境整洁，温湿度适宜，室内光线充足
(2)护理员准备：着装规范，洗手、戴口罩、戴帽子
(3)物品准备：氧气筒吸氧：氧气筒及氧气表装置一套、扳手、双鼻导管、棉签、小杯内盛洁净水、记录单、弯盘、湿化瓶盛蒸馏水2/3满、纸巾
中心吸氧：中心吸氧装置一套、双鼻导管、棉签、小杯内盛洁净水、记录单、弯盘、纸巾、湿化瓶盛蒸馏水2/3满

3.装表
(1)氧气筒吸氧：治疗室装表→开大开关吹尘→关大开关→装表旋紧→接湿化瓶→开大开关→开小开关→检查是否漏气→关小开关
(2)中心吸氧：床头设备带装表→接湿化瓶→打开流量表开关，检查是否漏气→关开关

4.核对
护理员再次核对信息，确认无误后开始操作

5.给氧、固定、记录
护理员协助老年人取舒适体位，清洁鼻孔，接氧管，开小开关，调节流量，检查是否通畅，给老年人戴好双鼻导管，并固定好，记录吸氧时间

赵奶奶，鼻导管戴好了，吸氧过程中不要自己随意调节氧流量，有什么需要及时呼叫我，我会帮助您的

操作过程中动作轻柔

6.停吸氧、记录
评估病情、缺氧改善程度
(1)氧气筒吸氧：取下氧管→关小开关→擦净脸部→分离鼻导管→开大开关→开小开关→放余氧→关小开关→卸氧表装置→湿化瓶送消毒
(2)中心吸氧：取下氧管→开流量表开关→分离鼻导管→卸氧表装置→湿化瓶送消毒
记录停止吸氧的时间

7.整理用物
协助老年人取舒适体位，整理用物

注意事项

（1）叮嘱老年人及其家属不能随意调节氧流量。

（2）严格遵守操作规程，注意用氧安全，做好"四防"，即防震、防火、防油、防热。

（3）使用氧气时，应先调节氧流量，再插管应用；停用氧气时，应先拔管，再关氧气开关；中途改变氧气流量时，应先将氧气与鼻导管分开，调节好氧气流量后再接上。

（4）用氧过程中，应密切观察老年人缺氧症状有无改善。

（5）定期更换鼻导管，避免感染。

项目七　老年人的临终护理

【知识目标】

◇ 了解临终关怀的概念和意义

◇ 熟悉老年人临终关怀的意义、老年人死亡教育、临终老年人的症状和护理方法、临终老年人家属的心理问题及护理、死亡过程分期、丧亲者关怀

◇ 掌握临终老年人的心理问题及护理方法、老年人遗体的护理技能

【能力目标】

◇ 正确观察记录临终老年人的身体、心理特点

◇ 针对临终老年人的身体、心理状况采取正确的护理措施

◇ 根据临终老年人家属的心理状况为其提供心理护理

◇ 正确护理老年人的遗体

◇ 根据丧亲者的心理状况为其提供心理护理

【素质目标】

◇ 通过对死亡与临终内容的探讨与学习，树立正确的死亡观念，在以后的工作中能科学对待临终问题

【思维导图】

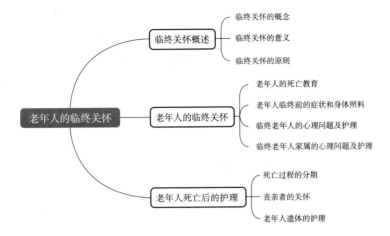

死亡是人类生命中不可避免的环节。长期以来，人们对死亡的态度是畏惧与回避，因此人们总是带着畏惧与神秘的心态照顾即将死亡的老年人。通过本项目的学习，护理员要正确认识死亡，打破传统思维对死亡的迷信与畏惧，为老年人提供科学合理的照顾。

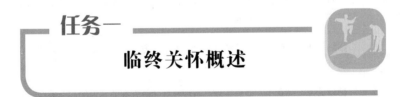

林奶奶，78 岁，因肺癌晚期住院治疗。近期因治疗效果不佳，家属与林奶奶商议后决定放弃治疗，办理出院手续回到养老院。林奶奶目前的情况：意识清楚、全身疼痛剧烈，烦躁不安，呼吸困难、无法经口进食、尿少、体温升高、盼望女儿来看她、关心孙子高考情况。

（1）目前哪些因素导致林奶奶不舒适？

（2）护理员可以采取哪些措施提升林奶奶的舒适感？

任务一

临终关怀概述

一、临终关怀的概念

临终关怀是指由社会各层次人员（医生、护士、护理员、社会工作者等）组成的团队向临终老年人及其家属提供的包括生理、心理和社会等在内的一种全面性支持和照料。

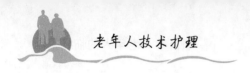

二、临终关怀的意义

（一）对老年人的意义

通过对临终老年人实施全面照料，他们的生命得到尊重，疾病症状得以控制，生命质量得到提高，能够无痛苦、安宁、舒适、有尊严地走完人生的最后旅程。

（二）对老年人家属的意义

通过对老年人及其家属的关怀，家属的权利和尊严得到保护，获得情感支持，减轻精神痛苦，更容易接受亲人死亡的事实，顺利度过居丧期，尽快适应亲人去世的生活，缩短悲伤时间。

（三）对医学的意义

临终关怀是对现代医疗服务体系的必要补充。

（四）对社会的意义

临终关怀打破社会对死亡话题的禁忌、迷信和人们对死亡的恐惧，科学地帮助老年人面对死亡，是社会文明进步的标志。

三、临终关怀的原则

临终关怀的原则如表7-1所示。

表7-1　临终关怀的原则

原则	具体内容
舒缓治疗为主的原则	对临终老年人的治疗与护理，本着舒缓治疗的原则，不以延长临终老年人的生命为目标，而以对老年人的全面照护为宗旨，以提高老年人临终阶段的生命质量为目标。通过舒缓治疗和护理，临终老年人的疼痛等症状得以缓和
适度治疗的原则	临终关怀不主张采用大量特殊和昂贵的治疗方式来延长临终老年人的生命，而是以缓解临终老年人躯体和心理痛苦的舒缓性治疗为主
全方位照护的原则	护理员为临终老年人提供生理、心理和社会等方面的全面照护与关心。老年人去世后，护理员为家属提供居丧照护等服务
人道主义的原则	在对临终老年人实施临终关怀服务时，护理员应尽可能地理解、关心和帮助临终老年人，维护他们的权利和尊严，同时向临终老年人及其家属提供生理、心理和社会等方面的支持和照料

任务二
老年人的临终关怀

一、老年人的死亡教育

死亡教育就是要引导人们科学地认识死亡，正确面对自我之死和他人之死，理解生与死是人类自然生命历程的必然组成部分，从而树立科学、合理、健康的死亡观；消除人们对死亡的恐惧、焦虑等心理，教育人们坦然面对死亡。

二、老年人临终前的症状和身体照料

（一）老年人临终前的症状

老年人临终前身体各方面可出现明显的变化。护理员要认识到老年人身体上的这些变化是由于各系统、各器官衰竭所致，从而破除迷信思想对死亡的恐惧与禁忌，以科学的思想为指导，以健康积极的心态向临终老年人提供人性关怀与照料。老年人临终前可能出现的症状有以下几个方面。

1. 肌张力丧失

表现为大小便失禁，吞咽困难，肢体软弱无力不能自主活动，面部呈铅灰色、下颌下垂、嘴微张、眼眶凹陷、双眼半睁、目光呆滞。

2. 循环功能减退

表现为皮肤苍白、湿冷，大量出汗，皮肤发凉，四肢发绀、有斑点，脉搏弱而快，血压降低或不能测出。

3. 胃肠道蠕动减弱

表现为恶心、呕吐、食欲减退、腹胀、便秘或腹泻、口干、脱水、体重减轻。

4. 呼吸功能减退

呼吸频率不规则，呼吸由深变浅，可出现鼻翼煽动、张口呼吸、潮式呼吸等情况，由于呼吸道分泌物无法排出，呼吸时有痰鸣音或鼾声。

5. 知觉改变

视觉减退，后逐渐消失，眼睑干燥，但听觉仍存在。

6. 意识改变

根据病情的不同，有些老年人表现为神志清醒，而有些老年人则表现为嗜睡、意识模

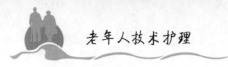

糊、昏睡、昏迷。

7. 疼痛

大部分老年人临终时有疼痛，表现为烦躁不安、瞳孔散大、大声呻吟、五官扭曲、眉头紧锁、双眼大睁或紧闭、双眼无神、咬牙。

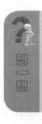

针对上述情况，我们可采取哪些措施使临终老年人更舒适？

（二）临终老年人的身体照料

1. 改善呼吸功能

（1）临终老年人的房间应定时通风换气，保持空气清新。

（2）临终老年人应采取半坐卧位、仰卧位头偏向一侧、侧卧位，以防止口腔、呼吸道分泌物吸入气管而引起窒息或肺部感染。

（3）为临终老年人拍背排痰或雾化吸入稀释痰液。

（4）按照医护人员的要求为临终老年人吸氧。

2. 减轻疼痛

护理员应注意观察临终老年人疼痛的情况，如疼痛性质、部位、程度、持续时间，及时向医护人员报告临终老年人的疼痛情况，协助医护人员采用合理的方式为老年人止痛，尽可能地让老年人安宁无痛苦地走完人生的最后阶段。

常见缓解疼痛的方式：稳定情绪，转移注意力，使老年人放松，使用适宜的止痛药等。

3. 促进舒适

（1）定时翻身。

避免局部组织长期受压，防止发生压疮。

（2）加强观察，保持皮肤清洁干燥。

尤其注意肛门周围皮肤，以及长期受压部位的皮肤有无发红、发黑、破皮、水疱等情况。大小便失禁的老年人，要使用纸尿裤或护理垫，并及时更换。皮肤、衣物、床单被污染或潮湿时要及时清洁、更换。保持床单、护理垫平整无渣屑。

（3）保持口腔清洁舒适。

每天检查口腔黏膜是否有干燥、疼痛、溃疡、出血、白斑等情况。根据临终老年人口腔的情况在医护人员的指导下对其口腔进行清洁。对口腔黏膜干燥的临终老年人可帮助其漱口，不能漱口的临终老年人，应使用镊子夹取无菌湿棉球湿润口腔黏膜。

观察临终老年人口唇是否干燥、开裂、出血，如果有，可用灭菌纱布蘸生理盐水湿润口唇并涂润唇膏保护。

（4）保持眼部舒适，每天洗脸，清洁眼部。

对眼睑干燥的临终老年人应先用清洁毛巾清洁面部眼眶周围，再按照医护人员的要求滴眼药水保持眼睑湿润舒适。对眼睑不能闭合的陷入昏迷的临终老年人，滴眼药水后用生理盐水浸湿的无菌纱布覆盖眼部或在眼部涂眼药膏以保护眼球。

4. 保证营养和水分供应

对经口进食的临终老年人，应根据其吞咽能力给予流质或半流质饮食，进食、进水量应根据其吞咽、消化吸收能力给予，或按照医护人员的要求喂食，不可盲目喂食、喂水，以免引起窒息、呛咳。

对经鼻饲管进食的临终老年人，应在医护人员指导下，定时、定量向其提供流质饮食。

5. 观察每天的排便、排尿情况

观察临终老年人的排便、排尿情况，并记录大小便的颜色、性质、排出方式、24 h 总量。发现临终老年人发生便秘或尿潴留时，要及时联系医护人员处理。

三、临终老年人的心理问题及护理

老年人从知道自己即将死亡到死亡的整个过程，心理上会产生一系列的变化。护理员要正确认识临终老年人各阶段的心理变化，科学地、理性地为临终老年人提供心理关怀，引导其调整心态，安宁地度过人生的最后阶段。

临终老年人的心理变化分为五个阶段，并且每个阶段应采取不同的护理措施。临终老年人的心理变化和护理措施如表 7-2 所示。

表 7-2 临终老年人的心理变化和护理措施

阶段	表现	护理措施
否认期	在得知自己的病情已无法治愈即将面临死亡时，老年人通常不愿意相信这一事实，认为是医生判断错误，自己的情况没有那么糟糕。因此他们会怀着忐忑焦虑的心情，想尽各种方法，四处求医，或找更权威的医护人员证实自己的疾病有希望治愈。老年人的这种行为，在心理上属于一种自我保护机制，可以使老年人有更多的时间调整自己，逐渐面对死亡	护理员在此阶段要以真诚、忠实的态度面对老年人，不要强迫老年人接受事实，也不要欺骗老年人。护理员应坦诚、温和地回答老年人的各种问题，并注意回答问题时与医护人员的说法要保持一致
愤怒期	老年人通过多方求救，最终被证实无法医治时，会产生生气愤、暴怒、嫉妒等心理。此阶段老年人会表现出生气、愤怒、怨恨的情绪，会认为命运对自己不公平，会迁怒于医护人员、护理员和家属，经常无故跟护理员发脾气，抱怨护理员照顾不周，无端责骂、侮辱他人以发泄心中的苦闷和无奈	护理员在此阶段应理解老年人的各种发怒、抱怨和无端责骂行为，为老年人提供适宜的环境，帮助他表达和发泄心中的情绪。帮助老年人与家属做好沟通，鼓励家属给予老年人更多的关怀与理解

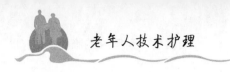

阶段	表现	护理措施
协议期	通过愤怒期的情绪发泄后，老年人会逐渐冷静下来并接受自己身患绝症的事实。他们会非常配合医护人员的各项治疗，听从护理员对自己生活上的安排照料，希望能延长自己的生命	护理员在此阶段应主动关心老年人，协助医护人员为老年人做好各种治疗和照护，减轻老年人的痛苦。对老年人提出的合理要求，护理员应尽量满足，鼓励老年人说出内心的感受，减轻其心理压力
忧郁期	经过协议期的积极治疗后，老年人的病情依旧恶化，身体越来越虚弱。此时老年人表现为悲伤、情绪低落、沉默、绝望。此阶段老年人希望与亲友见面，希望亲友时刻陪伴在自己身边	在此阶段，护理员应多关心照顾老年人，鼓励他们增强信心，以适宜的方式发泄抑郁情绪；帮助老年人保持自身形象和尊严；安排老年人与亲友见面，鼓励其亲友多陪伴老年人。此外还要注意对老年人进行合理的死亡教育，预防老年人自杀
接受期	经过前几个阶段的努力，老年人感到自己已竭尽全力，能完全接受自己即将死亡的事实。此阶段老年人不再悲伤和感到痛苦，情绪上表现为非常平静，不再抱怨命运，喜欢独处，睡眠时间增加	在此阶段，护理员应帮助老年人完成未了的心愿；提供安静舒适的环境让其休息，不要强迫与之交谈；注意身体上的观察照料，使老年人平静、安详、有尊严地离开人世

四、临终老年人家属的心理问题及护理

由于老年人生病，其家属会不同程度地受到影响。护理员在为老年人提供服务的同时，也要注意与其家属的沟通，为其家属提供心理支持。护理员了解临终老年人家属的心理特点有利于更好地开展工作。

1. 临终老年人家属常见的心理反应

（1）个人需要的推迟与放弃。

受老年人疾病的影响，家属在工作和生活上的某些需求或计划可能不得不推迟或放弃。

（2）家庭角色与职务的调整与再适应。

老年人生病后，家庭成员各自在家庭中所承担的任务、所扮演的角色会重新调整，以维持家庭的相对稳定。

（3）家庭成员承受的心理压力增加。

家庭成员由于忙于照料临终老年人，社交活动会减少。

2. 临终老年人家属的心理护理

对临终老年人家属的心理护理，主要从以下几个方面进行。

（1）满足家属心理、生理、社会各方面的合理需求，为家属提供力所能及的帮助。

（2）鼓励家属表达感情，发泄内心的不良情绪。

（3）指导家属对老年人进行临终照护。

（4）安排家属多与老年人相处，多陪伴老年人。

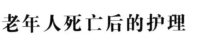

任务三　老年人死亡后的护理

一、死亡过程的分期

传统的死亡概念是心跳和呼吸永久性停止，即老年人的心肺功能停止，并且经医学治疗无法恢复自主呼吸和心跳。随着医学的发展，不同国家对死亡有了不同的判断标准，有些国家把脑死亡加入死亡的判断标准中。因此，护理员在工作中要注意，对老年人死亡的判断是一个严肃、细致、专业性很强的过程，必须依靠医生根据病情、辅助检查结果，以及我国的法律规定来做出。

医学上一般将死亡分为以下三个阶段。

1. 濒死期

此阶段老年人心跳、呼吸还存在，但各器官功能极度衰弱。表现为意识模糊或丧失，心跳减弱，血压下降，四肢发绀、皮肤湿冷，呼吸微弱，感觉消失，视力下降，生命即将终止。

2. 临床死亡期

表现为心跳、呼吸完全停止，各种反射消失，瞳孔散大，但组织器官仍有微弱而短暂的活动。此期持续 5~6 min，若得到及时有效的抢救，生命有复苏的可能。

3. 生物学死亡期

呼吸、心跳停止后，身体的组织、器官、细胞会逐渐停止生命活动，即体内的细胞死亡。

知识链接

生物学死亡期可分为四个阶段。

1. 尸冷

死亡后体内产热停止，散热继续，故尸体温度逐渐下降，称尸冷。死亡大约 24 h 后，尸体温度与环境温度相同。

2. 尸斑

死亡后由于血液循环停止及重力作用，血管中的血液向身体最低的部位坠积，这些区域皮肤呈暗红色斑块或条纹状，称尸斑。因此老年人去世后应立即采取仰卧位，以免面部颜色改变。

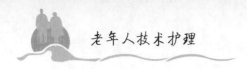

3. 尸僵

死亡后全身肌肉僵硬，关节固定不能活动称为尸僵。尸僵一般出现在死亡 1～3 h 后。

4. 尸体腐败

死亡后机体组织中的蛋白质、脂肪和糖类因细菌作用而分解的过程称为尸体腐败。一般死后 24 h 开始出现，最先出现在右下腹，逐渐波及全身。

二、丧亲者的关怀

丧亲者是指失去父母、配偶、子女者，及死者直系亲属。他们在精神上承受了巨大的痛苦，且持续时间长。这种悲伤的过程对其身体健康、生活、工作均有很大影响，因此护理员应该关心丧亲者的心理问题，为他们提供力所能及的帮助。

三、老年人遗体的护理

案例导入

刘奶奶，87 岁，肝癌晚期。刘奶奶在医院接受治疗后，病情仍然继续恶化，刘奶奶返回养老院后不久平静离开人世。你作为她的护理员该怎样护理刘奶奶的遗体？

老年人去世后护理员对遗体适宜地护理，既是对死者的同情与尊重，也是对死者家属最大的心理安慰。遗体护理应在医生确认老年人死亡，并开具死亡证明书后尽快进行，一方面可减少对其他老年人的不良影响，另一方面可防止因尸体僵硬、面部颜色改变等影响尸体美观。

（一）操作目的

使老年人的遗体清洁，保持良好的遗体外观，易于辨认。

（二）老年人遗体护理操作流程

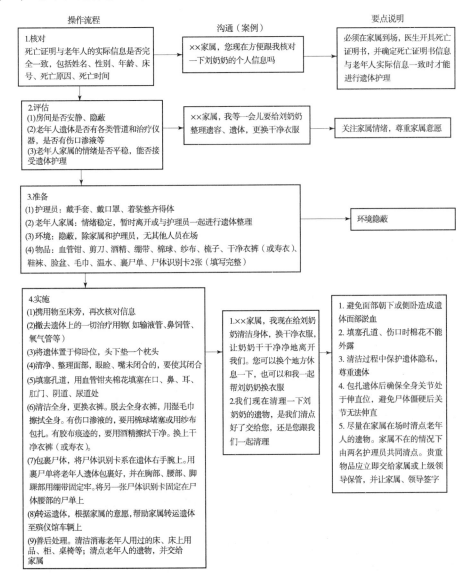

操作流程	沟通（案例）	要点说明
1.核对 死亡证明与老年人的实际信息是否完全一致，包括姓名、性别、年龄、床号、死亡原因、死亡时间	××家属，您现在方便跟我核对一下刘奶奶的个人信息吗	必须在家属到场，医生开具死亡证明书，并确定死亡证明书信息与老年人实际信息一致时才能进行遗体护理
2.评估 (1)房间是否安静、隐蔽 (2)老年人遗体是否有各类管道和治疗仪器，是否有伤口渗液等 (3)老年人家属的情绪是否平稳，能否接受遗体护理	××家属，我等一会儿要给刘奶奶整理遗容、遗体，更换干净衣服	关注家属情绪，尊重家属意愿
3.准备 (1)护理员：戴手套、戴口罩、着装整齐得体 (2)老年人家属：情绪稳定，暂时离开或与护理员一起进行遗体整理 (3)环境：隐蔽，除家属和护理员，无其他人员在场 (4)物品：血管钳、剪刀、酒精、绷带、棉球、纱布、梳子、干净衣裤（或寿衣）、鞋袜、脸盆、毛巾、温水、裹尸单、尸体识别卡2张（填写完整）		环境隐蔽
4.实施 (1)携用物至床旁，再次核对信息 (2)撤去遗体上的一切治疗用物（如输液管、鼻饲管、氧气管等） (3)将遗体置于仰卧位，头下垫一个枕头 (4)清净、整理面部，眼睑、嘴未闭合的，要使其闭合 (5)填塞孔道，用血管钳夹棉花填塞在口、鼻、耳、肛门、阴道、尿道处 (6)清洁全身，更换衣裤。脱去全身衣裤，用湿毛巾擦拭全身。有伤口渗液的，要用棉球堵塞或用纱布包扎。有胶布痕迹的，要用酒精擦拭干净。换上干净衣裤（或寿衣）。 (7)包裹尸体，将尸体识别卡系在遗体右手腕上。用裹尸单将老年人遗体包裹好，并在胸部、腰部、脚踝部用绷带固定牢。将另一张尸体识别卡固定在尸体腰部的尸单上 (8)转运遗体，根据家属的意愿，帮助家属转运遗体至殡仪馆车辆上 (9)善后处理。清洁消毒老年人用过的床、床上用品、柜、桌椅等；清点老年人的遗物，并交给家属	1.××家属，我现在给刘奶奶清洁身体，换干净衣服，让奶奶干干净净地离开我们。您可以换个地方休息一下，也可以和我一起帮刘奶奶换衣服 2.我们现在清理一下刘奶奶的遗物，是我们清点好了交给您，还是您跟我们一起清理	1. 避免面部朝下或侧卧造成遗体面部淤血 2. 填塞孔道、伤口时棉花不能外露 3. 清洁过程中保护遗体隐私，尊重遗体 4. 包扎遗体后确保全身关节处于伸直位，避免尸体僵硬后关节无法伸直 5. 尽量在家属在场时清点老年人的遗物。家属不在的情况下由两名护理员共同清点。贵重物品应立即交给家属或上级领导保管，并让家属、领导签字

（1）遗体护理必须在医生开具死亡证明，并且家属同意的情况下进行。

（2）老年人死亡后应及时进行遗体护理，以防遗体僵硬。如果家属不能及时赶到，可先联系家属，征得家属同意后尽快进行遗体护理。

（3）护理员在进行遗体护理时应注重职业道德和情感，尊重死者，动作沉稳，态度严肃认真。

（4）对患有传染病的老年人的遗体、遗物进行整理，应在医护人员的指导下进行。

项目八　护理记录

【知识目标】

◇　了解护理记录的意义及护理文件的管理

◇　理解护理记录的要求

◇　掌握各项护理记录的书写方法

【能力目标】

◇　运用护理记录反馈的信息，初步解决老年人身体状况变化的处理和救治

◇　培养通过护理记录观察老年人身体状况变化的能力

◇　培养将理论应用于实践的能力

【素质目标】

◇　严格遵守法律法规及各项诊疗护理规范，克服随意性，做好各项护理记录，保障医疗护理及患者安全

◇　与小组分享学习经验，以团队协作的形式巩固护理记录的相关知识和技能

◇　了解老年人身心状况，关心爱护老年人，结合护理记录，自主分析可能发生的问题并采取预防措施

【思维导图】

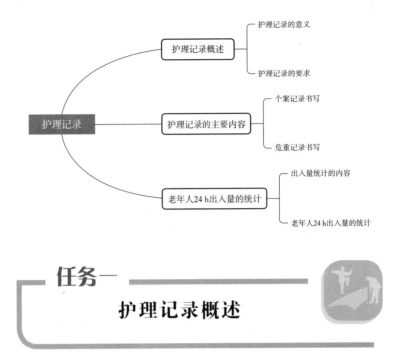

任务一
护理记录概述

案例导入

2013年1月26日，某医养结合院一名76岁的男性老年人死亡。该老年人患有"急性脑梗死、糖尿病、肾病"。入院后给予常规诊疗护理，不料，当晚病情突变，该老年人突发呼吸、心搏骤停，经抢救无效后死亡。从入院到死亡，历经8 h 20 min，死者家属出于对死者诊治的疑惑，要求复印病历，并在护理文件中发现了明显的错误。该老年人入院当晚已经死亡，但第二天的记录单上仍有护理记录！于是，死者家属一纸诉状将医养结合院告上法庭。

护理记录内容，如体温、脉搏、呼吸、血压、出入量、重危老年患者观察记录等，是护理员对老年人的病情观察和实施护理措施的原始文字记载，是临床护理工作的重要组成部分。护理员在护理文件的记录和管理中必须明确记录的重要性，做到认真、负责、细致，并遵守专业技术规范要求。

一、护理记录的意义

（一）提供信息

护理文件反映老年人病情变化，是对疾病转归全过程客观、全面、及时的书面记录。

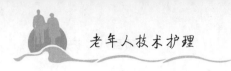

通常是医生了解老年人病情进展、制定和调整治疗方案的重要参考依据。

（二）评估情况

通过护理记录有助于明确老年人的需要，确定老年人的健康问题，进而制订有针对性的护理计划。

（三）提供教学与科研资料

标准、完整的护理记录体现出理论在实践中的具体应用，是教学的最好材料；同时也为科研提供重要资料，特别是对回顾性研究具有重要的参考价值。

（四）提供评价依据

护理记录质量是衡量护理员素质、护理管理水平、护理技术水平和工作效果的重要标志之一，可在一定程度上反映一个养老机构的护理服务质量，可作为养老机构等级评定及对护理员考核的参考资料。

（五）提供法律依据

护理记录是具有法律效应的文件，是被法律认可的依据。其内容反映了老年人在入住养老机构期间接受护理的具体情形，在法律上可作为医疗纠纷、人身伤害、保险索赔、犯罪刑事案件以及遗嘱查验的证明。因此，只有严格遵守规范要求，进行完整、准确的护理记录，才能为法律提供有效的依据以及保护护理员的合法权益。

二、护理记录的要求

及时、准确、完整、简要、清晰是书写各项护理文件的基本原则。

（一）及时

护理记录必须及时，不得拖延或提早，更不能漏记、错记，如给药，应同时记录开始给药和结束给药的时间，以保证记录的时效性，维持最新资料。

（二）准确

护理记录在内容、时间及真实性上必须准确、无误。尤其对老年人的主诉和行为应进行详细、真实、客观地描述，不应该是护理员的主观解释和有偏见的资料。不可随意涂改或剪贴，必须更改时应该用所书写的钢笔在错误的字词上画线删除或修改，并在上面签全名。

（三）完整

眉栏、页码须填写完整，各项记录应按要求逐项填写，避免遗漏。每项记录后签全名，以明确责任。

（四）简要

书写应规范、简明扼要、重点突出。应该使用准确的医学术语和公认的缩写，避免笼统、含糊不清地描述。

（五）清晰

要求用蓝色钢笔记录，字迹要清楚、端正，保持表格干净、整洁。

三、护理文件的管理

护理文件是养老机构重要的档案资料之一，包括护理记录单、病史交班报告等，在观察老年人身体状况、病情变化等方面提供至关重要的依据，所以无论是在老年人住院期间还是出院后都应按要求妥善保管，以备后用。

（1）养老机构护理文件应摆放有序，记录和使用后必须放回原处。

（2）必须保持护理文件的清洁和整齐，不得撕毁、涂改或丢失。

（3）老年人及其家属不得随意翻阅护理文件，不得擅自携带文件出养老机构；因医疗活动或复印等需要带离养老机构时，应当由养老机构指定专人负责携带和保管。

（4）养老机构交班报告保存一年，以备查阅。

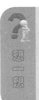

　　1. 王先生因为母亲的死亡对养老机构的诊治措施抱有疑虑，他可以复印母亲在养老机构住院期间的护理文件吗？

　　2. 入住老年人出院后，护理员能否丢弃其住院期间的入住资料？

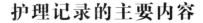

任务二
护理记录的主要内容

一、个案记录书写

对于生活半自理及完全不能自理的老年人，护理员除了日常记录外，还应该有个案护理记录。个案护理记录的主要内容包括一般情况、主观资料、客观资料、身心评估情况、制订的护理计划、护理措施、实施效果记录、阶段评价、健康教育等，个案护理历程记录首页如表8-1所示，个案护理记录单如表8-2所示。

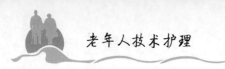

表8-1　个案护理历程记录首页

入院编号：

（一）一般情况
姓名：　　　　性别：　　　　年龄：　　　　房间/床号：
职业：　　　　民族：　　　　籍贯：　　　　婚姻状况：　　　　　　文化程度：
宗教信仰：　　　　　　　　　　　　　　来院方式：　　　　　　联系人：
入住日期：　　　　　　　　　　　　　　家庭地址：　　　　　　联系电话：
医学诊断：
记录日期：　　　　　记录人签名：

（二）老年人健康状况
1. 入住原因及经过
2. 现在身体状况（主诉、饮食、睡眠、排泄等）
3. 既往身体状况（既往史、过敏史、家族史、婚育史等）
4. 心理、精神和社会适应等状况

表8-2 个案护理记录单

姓名：　　　　　　　　床号/房间号：

日期	记录内容：生命体征、主诉、护理措施、结果、评估身心状况、与家属联系情况、反馈信息、健康指导（可根据实际情况选择记录）	签名

备注：一级护理1～3天记录1次；二级护理每月记录1次；如有病情变化随时记录。

二、危重记录书写

病情危重的老年人应有重病老年人护理记录。重病老年人护理记录的主要内容包括时间，入量（饮水量、食物中的含水量、输液量、输血量等），出量［小便量、大便量、呕吐物量、咳出物量（咳血及咳痰、引流量、创面渗液量等）］，生命体征，老年人主诉，病情动态，实施的治疗、护理措施及效果，老年人神志、精神、心理状态等，危重记录书写单如表8-3所示。病情危重的老年人应每1～2 h记录1次，以便及时发现病情变化，及时给予处理。

表8-3 危重记录书写单

姓名：　　　　年龄：　　　　床号：　　　　诊断：　　　　科区：

日期	时间	生命体征				入量		出量		病情观察及处理	签名
		体温/℃	脉搏/（次/min）	呼吸/（次/min）	血压/mmHg	项目	mL	项目	mL		

某心衰老年人抢救无效死亡，死者家属发现护理记录中显示，死者临死前3h，"入量"记录为盐水205 mL，距前次入量记录仅1.5 h，以后没有"余液"的记录，因此被认定为1.5 h内输入盐水205 mL；此外，护理记录中有几处涂改，心率、输液滴数的数字均有涂改，被认定不能反映真实情况。最后被认定为大量快速输液加重心衰，与死亡存在因果关系，构成一级甲等事故轻微责任。

请问：该案例中，护理员在护理记录的书写中存在哪些问题？

三、书写护理记录的注意事项

护理员在书写护理记录时，有以下几个注意事项。

（1）书写护理记录的时间具体到分钟。

（2）书写中护理记录应衔接紧密，不留空行，签全名。

（3）护理操作的内容应记录操作时间、关键步骤，如插胃管时抽出胃液、操作中老年人的情况、操作者签名等。

（4）护理记录内容应包括非操作性的护理措施的记录，如巡视病房、重要的教育内容及告知性的护理措施等。

（5）临时给药应记录药名、剂量、服药后老年人的反应情况。

（6）患者有症状时，医生未给予处理意见，嘱"观察"，"观察"同样是医嘱，护理员要记录医生的全名和医嘱"观察"的内容。

（7）危重老年人记录单应特别强调时间性，包括老年人病情变化时间、抢救时间、用药时间、各项医疗护理技术操作的时间、专家会诊时间、老年人死亡时间，具体到分钟。

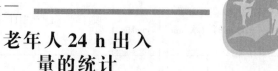

任务三

老年人 24 h 出入量的统计

案例导入

李爷爷，72岁，患有冠心病20余年。近日李爷爷因肺部感染引发心力衰竭，病情危重。遵医嘱需要严格控制出入量，如果你是他的护理员，应该如何统计李爷爷的24 h出入量？

一、出入量统计的内容

（一）24 h 摄入量

包括每日食物的含水量、饮水量、输液量、输血量等。

（二）24 h 排出量

包括尿量、呕吐物量、大便量、咯出物量、出血量、引流量等。

二、老年人 24 h 出入量的统计

（一）操作目的

了解老年人病情，为病情诊断和治疗提供依据。

（二）统计老年人 24 h 出入量的操作流程

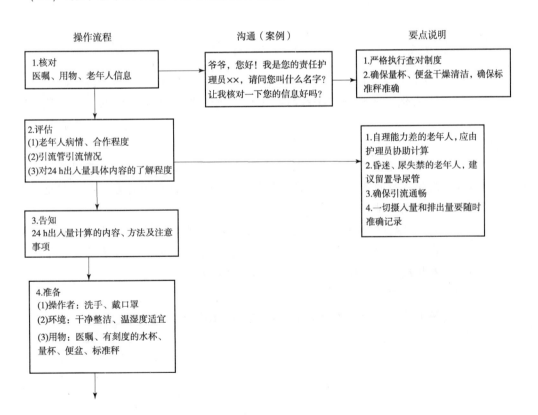

1.饮水量：建议老年人用有刻度的水杯饮水
2.食物中的含水量：凡固体食物应记录单位数量或重量，如馒头1个（约50 g）、苹果1个（约100 g），再根据医院常用食物含水量及各种水果含水量计算总含水量
3.输液量、输血量：核对医嘱并记录
4.尿量：指导老年人将小便排入便盆，并用量杯准确测量，自理能力差者由护理员协助；昏迷者、尿失禁者留置导尿管记录；使用尿垫者，先测定干尿垫重量，再测定湿尿垫重量，两者之差即为尿量
5.大便量：成形大便记录次数，液体以mL计算
6.呕吐物量、咯出物量、创面渗液量：用称重法测定
7.引流量：同尿量一样的测量方法

5.实施
(1)在适当的时候携带医嘱、用物到病床旁
(2)再次核对
(3)计算24 h出入量具体内容，并告知注意事项
(4)再次核对老年人信息，协助其取舒适体位
(5)整理用物，量杯、便盆等做清洁消毒处理

1.您好，请问您叫什么名字？让我看一下您的手腕带
2.现在要准备计算您24 h出入量了，您不要紧张。（老年人：好的）
3.我已经计算清楚了，如果您有不适，请及时呼叫我

6.观察与记录
(1)操作完毕，消毒双手；在24 h出入量记录单上注明日期、时间、项目、量，签全名
(2)注意观察老年人的反应，并做好记录及交接班

如有异常，及时与医生联系或酌情处理

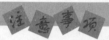

  （1）临床工作中通过对老年人24 h出入量的观察和正确记录，及时了解病情动态变化，并根据老年人的病情变化制定相应的治疗措施，有效控制因液体量过多或过少对老年人治疗造成的不良后果，减少并发症的发生。

  （2）出量记录除了记录量，还需要观察其颜色、性质并记录，不同性质的引流液反映病情的不同状态，应详细记录。如消化道出血的老年人，可能引流液为鲜血或咖啡色液体等。

  （3）每天19:00做日间小结，出入量小结数字下画红色双横线，做醒目提示，由晚班总结并记录；每天早上7:00做24 h总结，出入量总结数字下画红色双横线，做醒目提示，由夜班总结并记录。

  （4）量杯、便盆等一定要清洁干燥，以免引起人为误差。

  （5）24 h出入量一定要及时准确记录，以免遗漏。

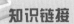**知识链接**

各类食物含水量标准如表8-4所示。

表8-4　各类食物含水量标准

食物	单位	重量/g	含水量/mL	水果	重量/g	含水量/mL
馒头	1个	50	25	西瓜	100	79
花卷	1个	50	25	甜瓜	100	66
烧饼	1个	50	20	西红柿	100	90
油条	1块	100	12	白萝卜	100	73
大米饭	1中碗	100	240	胡萝卜	100	78
大米饭	1大碗	150	400	草莓	100	89
面条	1大碗	100	250	樱桃	100	67
菜包	1个	150	80	黄瓜	100	83
水饺	1个	10	20	橘子	100	54
蛋糕	1块	50	25	广柑	100	88
饼干	1块	7	2	苹果	100	68
煮鸡蛋	1个	40	30	梨	100	71
馄饨	1碗	100	350	葡萄	100	65
牛奶		250	217	桃子	100	82
豆浆		250	230	杏	100	85
藕粉	1大碗	50	210	枣	100	68
鸭蛋	1个	100	72	香蕉	100	60
蒸鸡蛋	1大碗	60	260	柚子	100	85
牛肉		100	69	菠萝	100	86
猪肉		100	29			
羊肉		100	59			
青菜		100	92			
大白菜		100	96			
冬瓜		100	97			
带鱼		100	50			

参 考 文 献

［1］ 李小寒. 尚少梅. 基础护理学 ［M］. 4 版. 北京：人民卫生出版社，2006.

［2］ 李小寒. 尚少梅. 基础护理学 ［M］. 5 版. 北京：人民卫生出版社，2012.

［3］ 李小寒. 尚少梅. 基础护理学 ［M］. 7 版. 北京：人民卫生出版社，2017.

［4］ 中国就业培训技术指导中心，人力资源和社会保障部社会保障能力建设中心. 养老护理员（中级）［M］. 北京：中国劳动社会保障出版社，2017.

［5］ 张美琴. 护理专业技术实训 ［M］. 北京：人民卫生出版社，2008.

［6］ 宋洁，高静. 老年护理学 ［M］. 长沙：湖南科学技术出版社，2013.

［7］ 臧少敏，陈刚. 老年健康照护技术 ［M］. 北京：北京大学出版社，2013.

［8］ 郭丽. 老年技术护理 ［M］. 北京：中国海洋出版社，2017.

［9］ 李玲，蒙雅萍. 护理学基础 ［M］. 北京：人民卫生出版社，2002.

［10］ 张淑爱，李学松. 健康评估 ［M］. 北京：人民卫生出版社，2008.

［11］ 谭美青，韩振秋. 养老护理员基础知识 ［M］. 北京：中国劳动社会保障出版社，2013.

［12］ 化前珍，胡秀英. 老年护理学 ［M］. 4 版. 北京：人民卫生出版社，2017.

［13］ 孙红. 老年护理学：问题与实践 ［M］. 北京：人民卫生出版社，2018.

［14］ 刘海林. 老年医学高级教程 ［M］. 北京：人民军医出版社，2012.

［15］ 张军荣，杨怀宝. 病理学基础 ［M］. 北京：人民卫生出版社，2015.

［16］ 邹文开，赵红岗，杨根来. 失智老年人照护 ［M］. 北京：化学工业出版社，2019.

［17］ 郭茂华，王辉. 急救护理学 ［M］. 北京：人民卫生出版社，2019.

［18］ 张继英. 赵秀萍，养老护理员（初、中级）［M］. 北京：中国劳动社会保障出版社，2006.